U0211248

智慧医院
信息部门治理之策

沈玉强◎主编

GOVERNANCE STRATEGIES FOR
SMART HOSPITAL
INFORMATION DEPARTMENTS

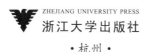

ZHEJIANG UNIVERSITY PRESS
浙江大学出版社
·杭州·

图书在版编目(CIP)数据

智慧医院信息部门治理之策 / 沈玉强主编. —杭州：
浙江大学出版社，2023.10
ISBN 978-7-308-24163-2

Ⅰ. ①智… Ⅱ. ①沈… Ⅲ. ①智能技术－应用－医院
－管理－研究－中国 Ⅳ. ①R197.32-39

中国国家版本馆 CIP 数据核字(2023)第 166888 号

智慧医院信息部门治理之策
ZHIHUI YIYUAN XINXI BUMEN ZHILI ZHI CE
沈玉强　主编

策划编辑	吴伟伟	
责任编辑	马一萍	
文字编辑	金　璐	
责任校对	宁　檬	
封面设计	雷建军	
出版发行	浙江大学出版社	
	(杭州市天目山路 148 号　邮政编码 310007)	
	(网址：http://www.zjupress.com)	
排　　版	浙江大千时代文化传媒有限公司	
印　　刷	杭州钱江彩色印务有限公司	
开　　本	710mm×1000mm　1/16	
印　　张	14.75	
字　　数	205 千	
版 印 次	2023 年 10 月第 1 版　2023 年 10 月第 1 次印刷	
书　　号	ISBN 978-7-308-24163-2	
定　　价	78.00 元	

版权所有　侵权必究　印装差错　负责调换

浙江大学市场运营中心联系方式：(0571)88925591；http://zjdxcbs.tmall.com

献　给

奋战在卫生健康信息化行业的同道们！

本书编委会

顾　问　周庆利　吴家道

主　编　沈玉强

副主编　辛均益　刘姗娜　应华永　李松平　朱伟健

编　委　周　敏　许　杰　叶进民　费科锋　何剑虎
　　　　陈　杰　丁　源　王　伟　张　睿　孟　振
　　　　朱新建　唐　杰　刘建林　王　楠　王　敏
　　　　杨宇光　甘良进　苏　洁　杨雅各　张文杰
　　　　谈哲昊　叶鸿辉　戴泽天

前　言

在这个快速发展的时代,数字化和智能化已经成为医疗健康领域未来增长的核心动力。医院信息部门负责人该如何探析思考科室治理?工程师该如何提升管理和技术能力?这是我撰写这本书的初衷。

2016 年 8 月,在一个特殊而又值得纪念的日子,我跟着浙江大学在杭各附属医院的一批杭派专家来到义乌,当时的我,心中坚定地认为医疗信息化的前景一定在医院。刚进浙江大学医学院附属第四医院(简称浙大四院)时的我激情满满,白天做好信息化管理工作,晚上继续开发软件,经常参加医院里组织的医疗和管理相关会议,有空时跟着医生去门诊或者查房,跟着患者去就诊,或者做志愿服务,在这些过程中我深刻地了解各类业务流程,也发现其中存在的很多问题,而有些问题是可以通过信息化手段解决或者改善的。我所在的这支年轻的队伍很有激情和想法,所以在医院领导的大力支持下,成立了数智健康创新中心。当有创新想法时,我们会以小组推进项目建设,共同孵化和试点应用,每个在医院实际使用的创新应用都成为一个实践案例。加上近年来,智慧医院的建设在全国范围如火如荼地展开,国家卫生健康委主导制定的医疗健康信息互联互通标准化成熟度测评、电子病历系统应用水平分级评价、医院智慧服务分级评价和医院智慧管理分级评价等成为智慧医院建设的重要执行标准。2022年7月,由我牵头主编的《智慧医院创新应用实践》紧紧围绕智慧医院建设这一核心,覆盖基础设施与技术、智慧医疗创新应用、智慧服务创新应用、智慧管理创新应用、创新模式与技术探索等5个方面,总共精选了65个实践案例,绝大部分是在医院实现并且实践应用的经典案例,是医院临床医护药技人员和行政管理者开展工作和提供服务的重要工具,也是其他医疗机构开展智慧医院建设的重要参考,助力推动医院发展。

随着对医疗业务流程和信息化管理工作的逐步熟悉,我渐渐发现医院大部分职能部门陆续实现了部门信息化管理,而行业中几乎没有一家医院完全地实现信息部门自身的信息化管理。此时,我的脑海中涌现出一个想法,我要自己开发一套信息部门管理系统。我一直认为什么样的管理就有什么样的信息系统,因此我开始整理近10年做信息部门负责人的管理思路,同时向行业内的前辈们请教各类信息部门管理思路和方法,形成了一份信息部门管理发展思考的框架文档。历时一年左右,我自主研发了信息中心管理系统试行版本,主要包括政策文件、业务受理、年度工作、需求管理、故障管理、疑难故障、值班交接、数据统计、信息安全、更新管理、日常事务、科研教学、常见问题、投诉表扬、接口管理、流程管理、PSAM卡、电子档案、巡检日志、设备管理、申领登记、预算管理、合同管理、员工管理、外包管理、移动应用、内部信息、质量工具、统计分析、通信录、管理中心、公众查询和实时监控等33个模块,并且近几年根据信息部门的工作和管理需要不断调整完善。该系统已经上线运行6年左右,信息部门负责人能够通过该系统较为详细地了解各项工作的进展情况。该系统也得到了同行业的高度认可,并且在浙江省其他医疗机构推广应用。基于前期的工作基础和信息部门管理系统运行6年的经验,浙大四院的信息化工作获得了诸多高水平认证,2021年浙大四院获评"国家医疗健康信息互联互通标准化成熟度五级乙等"医院,成为浙江省首家互联互通五级乙等医院,很多信息化项目获得了国家和浙江省各类大小奖项近 20 项,并且获得国家卫生健康委的通报表扬。

信息部门往往需要比其他部门付出更多的努力,更加需要团队精诚合作,才能打造出一支高质量高水平的信息化队伍。此时,我开始思考总结信息部门管理发展问题,从数字化转型之道、组织架构、规章制度、工作推进机制、常规工作范畴、基础支撑保障、项目管理、信息需求分析、信息故障解决、灾害脆弱性分析、文化宣传、发展规划、职业发展、信息安全和未来发展之路等 15 个方面思考总结,最终形成本书的内容,以期能够给同行们一些经验总结,在医疗信息化建设的道路上共同进步。

我自知自己资历尚浅,行业经验尚缺,好在得到了很多同行前辈的大力支持和鼓励,他们毫无保留地将顶层理念、管理思路和未来发展方向等教导给我,我通过吸收落地并且进一步思考总结,形成本书框架。同时,感谢医院领导和职能部门负责人,在信息化行政管理工作过程中包容我、指导我。各个职能部门/临床科室同事和信息中心的小伙伴们在信息化工作具体推进过程中给予我大力支持。因为有他们,我才有机会走上信息中心管理岗位,能够将我的管理思路和方法应用到信息化工作中,推动浙大四院信息化工作向高水平方向发展。最后,要特别感谢我的家人,因为有他们的支持,我才有了更多的时间和精力全身心投入医院信息化工作中,也才能有更多的时间思考信息部门的管理发展和科室员工的职业发展,并且将思考的点滴记录下来汇成本书。在此,一并致谢!

本书主要基于我在浙大四院多年来的工作实践来作具体的探索分析。由于管理水平有限、编写时间仓促等原因,本书不足之处在所难免,希望各位读者不吝赐教,让本书有进一步完善的可能,发挥出更大的作用,共同把智慧医院建设推向更高的层次和水平!

沈玉强

2023 年 1 月 1 日

目 录

第一章　医院数字化转型之道

　　医院数字化转型是医院利用先进技术来优化或创建新的业务模式，以患者为中心、以数据为驱动，打破传统组织效能边界和行业边界，提升医院竞争力，为医院创造新价值的过程。数字化转型是一场全新变革，必须由医院自身主导，融合业务和 IT 能力，对准体验、效率和模式创新，重点思考在意识、组织、文化、方法和模式等 5 个方面的转变。

一、数字化转型变革治理体系

　　数字化转型，战略是根本，数据治理是基础，数据智能是方向。数字化的本质是战略选择和战略规划，成功的数字化转型是战略驱动的，而不是由技术驱动的。数字化转型是一把手工程，因为在转型的过程中，我们会面临一场深刻复杂的系统革命，没有愿景的牵引，没有文化的匹配，数字化转型所带来的解决方案是不可能产生价值的，所以说数字化转型的关键并不在于"数字化"这三个字，而更重要的是我们的变革意识。因为"数字化"解决的是生产工具的升级换代问题，"转型"解决的是生产关系重新达成共识的问题,其本质是业务转型和管理变革工程。数字化转型要对准的不是数字化技术,而是战略方向,这是数字化转型的起点,也是数字化转型的终点。

约翰·P.科特在《领导变革》一书中说:"变革的领导团队既需要管理能力,也需要领导能力,它们必须结合起来。"数字化转型不仅是技术的创新,更是一项系统工程和真正的变革。医疗机构若要成功转型,则需要各个部门的积极参与和通力合作,同时不可避免会对现有部门的利益产生影响。信息部门在实际工作中,往往会遇到以下问题:

(1)数字化转型方向、变革项目等在委员会、院领导等高层迟迟无法达成共识,怎么决策?

(2)如何调动职能部门和临床部门的积极性,主动开展转型?

(3)转型过程中个别部门利益与转型方向不一致时如何处理?

综合以上,医院必须要有一套强有力的变革治理体系,才能构建起数字化转型的领导力,有效推进变革。

医院变革治理体系包括医院层面的信息化工作和安全委员会、各个业务领域的业务变革与IT管理团队,以及管理变革项目的信息化项目领导小组和管理数据治理的数据信息部。信息部门作为技术支撑部门存在,与业务部门相配合,形成业务IT一体化管理团队,支撑业务流程、IT基础设施和数据治理工作的开展。变革治理体系管理医院的变革项目和数字化转型投资,以及帮助各部门在变革过程中出现冲突和争议时快速达成共识与决策意见。

该变革治理体系,既有重量级的管理团队发挥领导能力,涵盖变革规划、变革投资、变革项目决策以及架构治理的管理能力,又有业务主导的面向不同业务领域的端到端管理团队,通过一定的运营机制,确保在面对复杂的业务和组织形态以及众多的利益干系人时,都能够有序地推进数字化转型。

信息化工作和安全委员会作为变革指导委员会是管理变革、流程和IT系统与数据的最高决策组织,由医院院长主持,成员以各职能部门负责人为主。委员会的决策重心在于掌握变革的方向,基于业务战略和数字化转型战略进行变革的投资决策,以及各部门重大冲突的裁决。作为医院院长牵头组织的重量级管理团队,委员会做出的决策能在医疗机构快速执行和落地。

信息化项目领导小组作为数字化转型重量级的高层管理团队,决策的都是变革方向和重大变革项目,成员由部分职能部门负责人和相关专家组成,设立项目管理办公室。信息化项目领导小组主要负责变革项目管理的专业方法,确保变革的成功;负责管理变革项目,特别是项目间的关联关系和冲突管理;负责公共基础能力的建设,同时做好不同业务之间的知识和经验共享;组织第三方和收益部门对项目目标是否达成进行评估。

管理数据治理的数据信息部是数字化转型的数据管理部门,其融合了业务部门和IT部门的人员,组成业务IT一体化管理团体,在变革项目实施前深度参与数据规范要求的制定。积极谋划和运营数据湖,通过一系列管理规范、执行要求和技术手段,建立全量全要素实时的数据湖,为数据的利用和分析提供数据基础。

业务主导的各业务领域变革团队是具体项目的实施组织。由于各业务部门的差异性,在复杂的组织内开展数字化转型,不可能事事都由医院层面统一指挥,所以数字化转型必须由业务主导。各业务领域变革团队不仅要满足业务变革与IT管理团队的建设,融合职能部门、临床业务和IT管理成员,确保充分讨论,使变革与业务"一张皮"运作,同时也要达成业务目标和变革目标以及争取资源保障优秀业务人员投入变革项目。满足数字化与IT设施建设,实现业务IT一体化运行,锁定资源联合作战,共同打造数字化作战装备。

二、数字化转型"一把手＋CIO"工程

信息技术在医院日常运行和管理中起着至关重要的作用,而数字化转型是信息技术发挥价值的重要渠道。在医院数字化转型推进过程中会存在着各种各样的问题和阻力,必定伴随着组织架构的重组、业务流程的重构、权力和利益的重新分配以及用户习惯的改变,所以过去我们习惯于讲信息化是"一把手"工程,需要"一把手"坚定信息化建设的意志和决心。但在数字化转型过程中,仅有"一把手"显然是远远不够的,必须有专职的、参与决策的、有协调权力的首席信息官(CIO)机制。当医院发展到一定阶段,尤其是面临医院信息发展战略决策的时候,适时引入并建立健全 CIO 制度,让 CIO 作为班子核心成员,在"一把手"的直接领导下全方位参与医院的重大决策。

(一)"一把手＋CIO"工程在医院数字化转型中的作用

第一,明确医院数字化转型目标,把握医院数字化转型战略方向。正确的医院数字化转型目标是实现医院总体目标的保障,而正确的数字化转型战略方向则是医院数字化转型成功的根基。如果医院在数字化转型过程中战略方向发生了偏差,则其在数字化转型上付出的努力往往会事倍功半,难以达到预期建设目标,阻碍医院整体发展步伐。

第二,优化信息化资源配置,坚定数字化转型发展信念。医院数字化转型,并不是简单信息技术层面的问题处理或传统业务电子化,更多是偏向于项目管理的范畴,有时甚至主导组织类型的变革。在项目管理过程中,合理的资源配置是决定项目取得成功的重要保障。能得到"一把手"支持的 CIO 在医院数字化转型过程中,可以有效地优化信息化资源配置,使得信息化资源得到最优化的利用,促进医院数字化转型。另外,"一把手"加持的 CIO 能使得医院数字化转型成果更容易得到整个管理层的认可,会更坚定医院数字化转型信念,同样更能调动职能部门和

医务人员参与医院数字化转型的积极性,推动医院数字化转型工作高效开展。

第三,全程主导决策,整合外部资源。CIO在医院信息化关键节点和方案上的决策注定是孤独的,因为CIO所具备的平台视野和专业特性决定了他很难在医院内部找到能充分理解其战略布局的人。随着医院中层管理者信息化思维的觉醒,一定会出现信息需求爆发增长和一窝蜂地争着上项目的情况,信息部门也必定会遇到资金和开发能力的瓶颈。如何在有限的资源条件下合理布局,就需要"一把手"和CIO达成共识,取得相关部门的理解和支持,有计划分步骤实施,有所为有所不为。

(二)"一把手+CIO"工程推动数字化转型过程中应注意的问题

第一,CIO应充分领会"一把手"对医院的总体规划和战略布局,而"一把手"也应耐心倾听并充分理解CIO的信息战略规划,及时纠正CIO对医院整体规划上存在的理解偏差,双方相互尊重、相互信任,确保双方在同一轨道上做出决策、达成共识。在数字化转型过程中遇到内部困难和阻力时,"一把手"要发挥其意志导向的作用,给予CIO充分的信任和授权,确保医院内部信息化改革能横向到边、纵向到底,而CIO也要争取外部IT资源的最大支持。

第二,要注重医院职工尤其是中层管理者数字化转型能力的培养,鼓励信息化素养较高的员工参与到信息化项目建设中。对于自身需求明确且信息化素养比较高的部门,给予一定的资源倾斜,让他们在数字化转型上的参与和付出能得到加倍的回报,从而进一步带动其他部门和人员主动参与信息化建设的积极性。

第三,医院数字化转型,实际上是一项错综复杂的项目管理工作。需要整合信息技术、业务流程梳理、后勤保障、行政管理等多方面的资源。如何保障各条线资源的敏捷调度和实时协同,保障信息化项目按计划有序推进?医院必须建立一套行之有效的项目管理和任务协同工具,让信息化建设管理本身先实现信息化,让每一个中层管理者和项目实施人员都能清晰地知道自己的中长期工作目标和当前详细的任务清单,而

"一把手"和CIO则能够重点关注里程碑任务或事件,以确保数字化转型沿着既定的轨道高速奔跑。

第四,医院在数字化转型过程中,要避免完美主义,千万不能认为砸钱就能解决一切问题,不要幻想通过短时间的信息建设就能显著提升医院数字化转型管理水平,更不要将各种信息化评级作为数字化转型的终极目标。医院数字化转型是管理智慧和信息技术逐步融合的过程,是一个小步慢跑、持续投入的过程,正所谓润物细无声,永远在路上……

医院信息的顶层设计和各信息项目管理的好坏,能够直接影响到医院的长远发展和核心竞争力,而"一把手＋CIO"工程在医院数字化转型中起着难以替代的作用。有条件的医院建议聘请专职的CIO,以更好地协助"一把手"推动医院数字化转型。

三、数字化转型队伍培养

医院的高质量发展,也是医疗业务和管理从信息化到智能化再到智慧化的发展过程。医疗业务的复杂性决定了医疗信息产品的通用性和可复用性不强。绝大多数医疗产品在医院落地时,都需要针对各家医院的具体情况进行二次开发和流程再造。此时,部门有一个好的信息管理员从产品选型、需求分析、实施落地、项目验收到持续迭代进行全过程管理,这至关重要,否则产品最终落地的好坏就只能全部指望项目实施工程师的个人经验和责任心了。这也就是为什么同一公司的同一产品,在不同医院落地会产生天壤之别的原因。

那么医院该如何遴选部门信息管理员?信息管理员一般应同时具备以下三个条件:第一,必须是部门或科室的业务骨干,熟悉业务流程、知晓业务痛点、明白项目建设目标;第二,需要具备一定的格局,不过多计较个人得失,以把手头事情做到卓越为己任;第三,需要具备较强的数字化理念,擅于通过项目实战积累业务和技术的双栈知识,对数字化能够做到知行合一,具有数字化的坚定志向和使命感。

在上述三个条件中,符合前两者标准的人选物色都不难,难的是要找到同时具备数字化理念的人才。什么是理念? 理念就是理想信念,也即坚信数字技术可以改善诊疗流程、可以辅助诊疗决策、可以提高管理效能甚至改变组织类型。那组织类型又是什么? 医院传统的组织类型一般是矩阵型,基于业务分工而形成一个个格子(即管理单元),组织成员各自负责格子内的工作并产出一个个固化流程。在这种类型的组织内,跨越格子的业务协同与创新将非常困难。另一类组织叫平台型,组织以平台为支撑,以任务为目标,可以随时进行高效的网络协同。无疑,数字化组织应该属于平台任务型组织,可以通过业务变革和技术变革寻求更大的突破。实际上,目前很多基于SAAS部署的管理工具都能很好地支撑组织的数字化发展。

可以这么说,大到政府,小到医院甚至科室,只有将具备数字化理念的人才吸收到管理队伍中,才能带动整个团队利用数字化更好地指导实践,遵循计划性、流程性、度量性、评价性和制度性等一整套方法,从而使得组织上下都透露出"数字化气息"。人们常说:"千里马常有,而伯乐不常有。"笔者认为这句话的真实内涵是:千里马并非天生就是千里马,而是需要伯乐有目的地物色与培养,才有可能成就。同样,具备数字化理念的医学人才也不是天生就有的,需要在日常工作中磨炼和培养。

如何培养和激励? 我们可以学习借鉴马斯洛需求理论。马斯洛把人的需求从低到高分为生理需要、安全需要、社交需要、尊重需要、自我实现需要五个不同的层次。其中前四种需要为缺乏型需要,只有这些需要满足了,个体才能感到舒适。自我实现需要则是成长型需要,是我们培养和激励的终极目标,它能驱使我们的数字化素养在日常工作中充分发挥。具体到部门信息管理员,我们可以从以下几个方面加以激励。

第一,物质激励。管理是创造效益的,这点医院一定要达成共识。既然管理产生效益,那这部分利益就应该让参与者有获得感。马克思也曾说过人们奋斗所争取的一切,都同他们的物质利益有关。因此医院应建立一套有效的项目管理评价体系,根据项目管理的成效给予合理的物质激励。

第二,培训激励。马斯洛需求理论中的安全需要是指人们对人身、财产的安全以及生活稳定和健康安全等。由于信息化快速发展的时代对信息化项目管理员的数字化素养要求越来越高,管理员只有不断通过学习来提升自己,才更能体现人生价值。因此,我们要充分认识到交叉学科的培训是项目管理员最好的福利,要努力为项目管理员搭建良好的学习平台,满足其学习渴望成才的需要,学会在使用中培养人才,在实践中培养人才。鼓励并为他们创造各种学习交流机会,创造多渠道、多层次、全方位的交流平台。同时,还可以根据其兴趣爱好、专业特长等推荐到各类社团、协会等,鼓励他们与同行人员、领域专家、学者交流。通过这些方式不仅能满足他们的社会交往要求,还能让他们开阔眼界、提升创新力等。

第三,文化激励。受传统观念影响,有些医院在管理上遇到问题时会认为是信息部门出了差错,而没有认识到很多信息化的问题实际上是管理本身的问题。如果管理者自身的数字化素养有所欠缺,那他一定要充分尊重并听取其部门信息管理员的意见和建议,给予信息管理员一定层面的资源调配权。此外,还可以在部门和医院评优评先方面设立专项荣誉,鼓励信息管理员申报信息化相关的课题项目。而信息管理员也要不断提升自我,将数字化思维贯穿在工作情境中,从而更好地服务于临床和患者,用行动和实力赢得部门同事和领导的尊重,使员工对自己、对工作充满信心和热情。同时,积极向上的团队文化氛围也能激发医疗信息人才的主观能动性和创造性,帮助医院留住和吸引更多优秀人才,从而带动医院整体数字化素质的提升。比如和谐的团队文化应包括制度文化、落实文化、自主学习文化、科研文化等。

第四,成长激励。自我实现是追求自身能力或潜能发挥的需要,这是最高层次的需求,也应该成为信息管理员的普遍追求。同时,成长激励也是高级人才最注重和最受吸引的,特别是在医学和信息学复合型管理人才匮乏的医疗行业。因此，我们要改变过去的人力管理模式，为信息管理员提供更广阔的发展成长空间，并通过工作激励和升迁激励有效促进他们的成长。工作激励是指工作形式多样化和工作内容丰富化，重点是员工能更加主动、最大限度、发挥聪明才智地工作，不再是被动地接收指令，被动地完成任务。比如轮岗制，可以让信息管理员在特定时期到信息部门进行轮转，这一方面可以使其更加清晰直观全面地了解信息部门的工作流程和需求评审流程，增强其与工程师对话的能力；另一方面让其可以成为信息部门和临床部门或管理部门矛盾的缓冲带，让更多的人知道信息管理员其实并不是无所不能的，从而减少信息部门和管理部门或临床部门的矛盾和对立。升迁激励即晋升和职业规划激励。医院职位晋升永远存在僧多粥少的局面，为了弥补升迁压力，可以采用参与决策、适度放权、丰富工作内容的激励形式，这不仅能增强信息管理员的主人翁精神，还能满足他们自我实现的需求。例如将一些体力活适当调整给其他人员，为信息管理员腾空间、腾时间，并逐步给他们一些更具水平和挑战的任务，将工作重心转移到更能发挥其自我价值的信息化项目建设工作上。

　　十年树木，百年树人。医院信息管理员队伍的建设是一项艰巨、长期的系统工程，提升医院的整体数字化素养也不是一朝一夕的事。医院最高管理层需要从内心深处意识到信息化人才队伍培养的重要性，意识到信息化的投入未必带来直接的产出，但却可以让整个医院的管理朝着更精细化的方向迈进。这不仅需要医院持续的投入，也需要整个外部环境的配套支持。浙江省作为数字化改革重要省份，相信医疗信息化人才的培养环境和发展环境会更加成熟。

四、数字化转型组织思考

　　医院数字化转型已成为现代化医院管理中重要的组成部分。随着近年公立医院绩效考核内容中逐步加强了对医院信息化的刚性要求,医保 DRG 和 APG 改革的深入,以及政府对"最多跑一次"和"数字化改革"的便民化要求,均使得医院管理者、临床工作者以及患者对医疗数字化、智能化的要求越来越高。各种管理数据的提取均要求医疗数据流转的每一步做到精细化处置。信息部门也从最早的电脑房逐步演变为信息科和信息中心,从原有的故障式被动运维向管理型主动运维急速转型。现在的信息部门既要解决临床大量的功能诉求,同时还要控制信息安全和掌握信息标准的规范。因此,增加信息部门复合型人才、推进医院信息化标准落地、提高信息利用程度是现在大多医院数字化转型的关键环节。但理想很丰满,现实很骨感,绝大多数医院信息系统的核心技术掌握在第三方,使得系统开发者和终端用户的沟通变得异常困难。在这种形势下,信息部门将何去何从? 信息部门应该如何找准自身的功能定位以及未来的发展规划?

(一)信息部门的职能

在大多数医院中,信息部门隶属于行政管理部门但又有别于其他行政科室,在参与管理的同时更多承载的还是技术类的服务支持。传统信息部门完成的是解决临床操作人员在系统运行中出现的软硬件故障维护和安全类的监管。随着近年来数字化医院的建设、科研需求的提升,加之国家对信息化支撑体系标准的规范管理,信息部门的职能还兼顾了为临床和各管理层提供信息的决策支持,不同业务内网系统的对接改造和共享,包括智慧医疗建设、跨院区跨机构的信息化诊疗服务等。

(二)信息部门的困局

很多医院数字化转型的支撑力量与医院对信息部门的要求不相适应,具体表现为医院决策管理者们对数字化转型重视不够、经费投入不足、人员长期缺编等。常见问题有以下几点:第一,传统信息化基础建设薄弱,顶层设计缺失,所谓的规划往往都是修修补补,系统架构落后和标准化程度低,难以满足智慧服务、智慧医疗和智慧管理对信息系统大量的程序改造和数据共享利用的要求。第二,核心系统开发和运维的主动权完全掌握在第三方软件公司手中,信息部门没有主动培养也没有条件培养自己的软件开发和运维团队,项目规划和实施建设都过度依赖第三方,对信息化项目推进的掌控能力及对第三方公司的约束能力显著不足。第三,与院领导、其他行政后勤部门或临床的沟通对话能力不足,不能快速准确地评估需求的合理性、可行性和优先级,导致日常工作开展相对无序,经常处于被动响应或被动应急状态。

(三)信息部门的涅槃

鸡蛋从外打破是消亡,从内打破是新生。信息部门一定不能沉浸于每天接到多少个工单、解决多少个故障的虚假充实和自我麻痹之中,千万不要把解决问题的数量或工作量作为自己的工作业绩,要知道对于临床最好的服务就是"没有服务",即只会感受到信息部门的支持而忽略信息部门的存在。这就要求信息部门必须主动将服务前移,需求调研、项目设计、产品选型、招标采购、实施落地、培训应用和项目验收等每一个环节都要从严把控和闭环管理,具体可从以下方面入手。

第一,梳理信息部门的工作类型。产品类型可以分为基础设备运维类(如服务器、存储、交换机、安全设备)、办公设备运维类(如电脑、打印机、移动查房车)、基础软件运维类(如信息平台、HIS、EMR)、专科软件运维类(如 LIS、PACS、NIS)、管理软件运维类(如 HRP、OA)等。对于基础设备,由于 IT 产品更新迭代速度快、品牌型号众多,对工程师的专业广度和深度要求较高,建议采取半服务外包的形式,重大配置调整和疑难问题由专业服务集成商协助解决,日常巡检和常规配置调整由医院专职网络安全工程师处理。办公设备类维修和巡检建议全外包服务,信息部门对第三方的服务流程和服务质量进行严格管理即可。基础软件运维类,有条件的医院建议培养自己的工程师参与到系统开发和运维之中,可以是完全自主开发,也可以是在公司的规范指导下合作开发,确保工程师对临床业务的熟识度及对需求响应的敏捷性,也确保在商务谈判中医院掌握话语权和主动权。专科软件和管理软件类建议采购当地市场占有率高、服务口碑相对较好的产品，日常管理放手给部门或科室信息管理员，由他们直接和公司技术人员进行沟通，信息部门只需做好项目统筹规划、需求评审和必要的技术支持。通过以上梳理和业务模式的改变，除了可以节省医院人力运维支出，更可以使医院信息部门从传统运维模式中解放出来，信息部门人员可以更加注重医院信息化建设，探索技术的应用和发展。

第二，培养信息技术人员的临床思维和管理思维，加强与临床或管理层对话的能力。①为领导决策层提供准确有用的数据服务。管理决策者的需求往往都较为宏观，信息部门人员必须从众多的信息需求中提炼出重要事项，分析并查找事物的本质和规律，提高系统改造的可行性和通用性。②向医务人员提供信息化支撑。医护人员对业务数字化的诉求与日俱增，信息部门人员必须不断拓宽系统服务途径，如可以临床走访、微信群聊、OA 收集、专题会议等方式与临床进行互动，最大限度保证和规范医院信息化需求，进而确保服务覆盖和患者满意度。③深化信息多跑腿、患者少跑路的服务理念，为患者提供更多的便民服务，从而提升患者就医满意度，缓解医患矛盾。④永远把信息安全放在最重要的考量维度，任何新技术新项目的上线和实施，都必须保障网络安全和数据安全。

第三，加强数据治理能力和数据分析能力。所谓得数据者得天下，未来的信息部门应该努力成为海量医疗数据的拥有者和管理者，在医院伦理委员会的监管下，为临床科研、管理部门甚至第三方公司提供有价值的数据情报检索和分析服务。但数据治疗是一项长期的、复杂的、艰巨的系统性工程，需要信息工程师洞悉行业标准，熟悉系统各值域的分布和内涵，并能借助医务、质管等部门的力量去强力推行。

第四，加强项目管理能力和平行部门的协调能力。前文提到过如何培养临床信息管理员，其中也包括项目管理能力的培养和提升。实际上医院信息部门的工作人员更应该具备信息化项目管理的能力及与其他部门工作人员沟通的能力，医院信息化建设本质上就是一个个信息化项目按规划和计划有序落地的过程,建立一套适合自己的项目管理体系和工具,是众多信息化项目成功的关键。

第五,加强人才培养和院内人才流动。信息部门人员不仅要具备扎实的信息管理基础理论和专业知识,更要具备一定的医学专业管理知识,才能胜任信息建设工作。加强人员的培训和轮岗,调动全员学习的积极性和自觉性,关注人员的专业技术水平和能力的发展。人才培养尤为关键,除了技术骨干的梯队建设和培养,也要关注科内人员团结向上氛围的营造。环境对科室成员的影响也非常重要,良好的工作环境和团结一致的氛围能使人员有学习和工作的热情。对于医院信息中心工作人员的绩效考核,KPI体系显然不太适用,OKR(目标管理)才是更适合当前医院信息部门的一种绩效考核方式。我们处在一个信息技术爆炸的时代,这就要求信息部门人员要有不断学习的能力和持之以恒的创新精神。人到了一定年龄,学习精力、学习能力和学习动力就会略显不足,一些信息部门的老员工继续留在信息部门,其所发挥的技术价值可能会相对有限,但如果把他们调到其他行政或后勤岗位,凭借其在信息部门所积累的临床和管理双重业务知识,加之其具备的数字化素养,可能会在其他岗位上发挥出更大的技术价值和管理价值。针对退休的信息化高层次人才,可以采用外聘顾问等形式,形成医院辅助专家梯队,这样可更高效地提升医院信息化建设水平。

第六,加强学科建设。医学信息学实际上是一门二级学科,作为现代医院信息部门的工程人员,我们不能只顾埋头走路,更要抬头看天。不仅要加强信息部门工程人员从日常工作中发现问题、分析问题和解决问题的能力,还要加强从工作中总结经验教训的能力,更要加强技术创新和流程创新能力。作为信息部门管理者,要善于发现身边工程师的不同优缺点,扬长避短,鼓励一部分具备科学研究潜质的工程师积极申报课题项目、撰写论文、申请专利等,扩大信息部门在医院乃至业界的影响力,反过来又可以为医院争取更多的外部资源的支持。

医院信息部门作为集医学、信息学和管理学多学科交叉人才的培养基地,除日常加强 IT 技术人才的管理,也要增强在工作中与各部门协调与沟通的能力。信息部门要改变传统信息运维模式,顺应时代需求,不断加强学科自身建设,提升服务临床一线的能力、支持领导决策的能力以及服务科研创新的能力,成为一个具有更大价值的部门。

五、数字化转型资源支持

数字化转型是医院"技术、管理、服务"三要素的助推剂,医院数字化转型的水平标志着医院现代化发展的程度。为实现数据利用最大化、信息共享通用化、管理程序规范化、患者服务人性化、领导决策科学化的目标,医院应成立由医院领导及信息部门、主要职能部门、业务科室负责人组成的信息化建设委员会,共同制定并明确医院 3—5 年数字化建设的方向、目标、内容和实施计划。每月或每季度定期组织召开一次信息化建设委员会会议,会议内容可以是医院信息化发展重大决策的讨论、信息化建设相关制度和流程的修订、信息化项目的立项论证和评审、重点信息化项目的推进工作汇报、信息化需求合理性和优先级的评审及以委员会开展的检查、督导工作落实情况反馈等。通过上述措施,可以有效确保数字化医院建设的力度和实效。

然知之非难,行之维艰。很多道理和方法论说起来大家都懂,但实际执行时就会碰到各种各样的问题和挑战。比如组建信息化建设委员会,很多医院信息化建设委员会管理小组的人员组成基本就是照搬了医院行政组织中的管理架构,由院长、书记共同当组长,其他副院长当副组长,包括信息部门在内的所有职能部门负责人均列为成员。这样的信息化委员会组织架构看似能一碗水端平,但实际上这种组织的运行成本很高而运行效率却非常低下。试想,真正有几个院领导每个月都能有时间、精力和兴趣深入参与到信息化建设之中?又有多少职能部门负责人愿意把信息化建设委员会会议当作重要会议积极参与?如果院领导们大多不能亲自到场,职能部门负责人也都是随意地派个代表前来应会甚至就干脆缺席,那信息化建设委员会会议上做出的决策是否具备有效性和执行力?

对医院数字化转型的重视不能总是停留在口头上,而必须落实到细节上。还是拿组建信息化建设委员会来说,建议医院"一把手"当委员会主任,信息分管领导(副院长或 CIO)当执行主任主持工作,信息部门负责人作为委员会秘书,医务、护理、质管、医保、医工、后勤和药学等主要部门负责人为委员会成员。根据事先计划的委员会会议议题需要,可以邀请相关线上的分管领导及临床科室代表参会。对于经常无故缺席或对信息化建设委员会会议不重视的部门,其部门需求的优先级可以适当延后,将有限的数字化转型资源向有主观建设意愿并会为之付出努力的部门和科室倾斜。

另外,数字化转型多数情况下是靠真金白银堆砌出来的,其中就包括信息软硬件的投入和信息技术人才培养的投入。所有的信息产品和服务都应该是有一个合理的市场价值和尺度的,那些明显背离市场价格超低价中标的项目,要么是公司看中该院在当地的战略地位和广告效应而愿意亏本做,要么就是准备在实施过程中"绑架"客户以期追加投入。通常情况下医院在信息化建设上的年均投入一般不低于医疗业务总收入的 1%,如果碰到医院有新基建或创等级年份则会投入更多。但这些投入多数时候并不能产生直接的经济效益,所以更需要"一把手"的理解和支持,将有限的经费适度向信息化建设倾斜,以确保医院信息化建设良性和可持续发展。

对数字化转型真正的重视,不仅仅需要建设资金方面的持续投入和支持,还需要对信息化人才任用不拘一格,并适当打破传统的薪酬分配体系,更需要"一把手"对信息化建设委员会执行主任的充分授权以及对委员会决策的认可和尊重。只有上下团结一心,才能更好地将数字化转型有序推进。

六、数字化转型成功要素

总结医疗机构在数字化转型过程中需要关注的成功要素介绍如下。

第一,"一把手"担责。要做好数字化转型,医院院长就要有战略决心、信心和耐心。医院数字化转型一定是医院"一把手工程",需要院长自上而下地推动并在医院内达成广泛共识。院领导要真正意识到数字化给医院带来的机遇和挑战,意识到转型的必要性,并积极付诸行动。同时,部分率先开展数字化转型的医院,已获得优于其他医院的服务竞争力、患者满意度,以及把握新机会的能力,并在竞争中取得优势。对于数字化转型,这些医院的院长们更应有坚定的信念,在医院内构建数字化领导力和执行力,持续推动数字化转型工作的开展。数字化转型"不怕慢,就怕停,更怕回头"。

第二,战略引领。在数字时代,医院应适时地调整其业务战略,引入数字化创新模式或提供数字医疗服务,并通过转型支撑业务战略目标的实现。数字化转型要对准医院价值创造的主航道,构建达成业务战略所需要的关键能力。数字化转型需以业务战略为龙头,以变革规划为起点,制定清晰的数字化愿景和目标,并在此指引下,坚定不移地通过一系列变革项目推进转型工作落地。数字化转型是医院构建面向未来的高质量竞争力战略的主动思考。

第三,重构业务。提升患者体验和运营效率,成为越来越多医院的选择。医院开展数字化转型,需识别医院与患者交互过程中的关键触点,用数字化手段做深患者连接界面,提升患者体验,进而提高患者满意度。同时,医院要从患者或家属体验出发,识别医院内部业务运作的高能耗点,对业务作业流程进行数字化改造或重塑,构建出更简单、更高效的工作方式,使业务周期更短、效率更高,从而实现对患者的快速响应、敏捷交付和贴心服务。最后,医院要通过重构运营模式,推动人工智能来实现决策、分析和行动的高效，从事后系统、报告系统走向一个真正的全实时反馈的运营系统。总而言之，医院需要通过重构业务实现患者服务更简单、内部作业更高效、运营管理更敏捷。

第四，转人磨心。数字化转型最难的不是开发一套 IT 系统或装备，而是改变人的观念、意识和行为，提升员工参与变革的意愿和能力。一方面，医院要通过"训战结合"，大力培养具备数字化技能的专业人才，并帮助医院员工掌握使用数字化装备的技能，帮他们打开新的职业发展通道，让他们在数字化带来的组织变化中也可以有更多的选择机会。另一方面，医院要通过变革管理，读懂人心，帮助员工在思想、意识上进行转变，让员工积极拥抱数字化转型并投入其中，从而跟上医院发展的步伐。要想让组织充满活力，就要有一批有激情的团队和个人在战略牵引下持续推进转型工作。数字化转型的有效推进，"改变人"是关键。

第五，眼高手低。数字化转型一定要从高处着眼，目标要远大，要系统性地描绘出数字化转型愿景和架构蓝图，形成变革全局视图，确保医院上下一盘棋。但在具体开展时，医院一定要从解决自身的现实问题入手，识别业务运作的高能耗点、管理低效点以及患者体验缺失环节，找准转型突破口进行重点推进而非面面俱到，赢得信心，从而让更多人愿意参与进来，并带动其他转型工作有序开展。数字化转型既要"开阔视野"，也要"重心向下"，瞄准业务问题的解决，做好并做到极致。

第六，清洁的数据。数据找不到、看不懂、不准确、不及时，是医院数字化转型的重大阻碍。医院需要从源头上抓数据质量，做好数据治理。数据治理，就是用统一的数据管理规则，让医院的数据清洁、完整、一致。在数字化转型过程中，医院需要构建对数据的感知和获取能力，不能把数字化简单地构筑在人工录入上，不应增加临床医护人员的录入负担，而应该采用现代化手段来采集和获取数据，在保证数据质量的同时，增加数据的及时性和有效性。在此基础上，医院还要着手进行数据处理、数据控制和数据消费，用全新的思路构建数据的智能和服务能力，满足医院业务对数据的需求。数据成为重要的生产要素，清洁的数据是数字化转型的基础。

第七，合适的技术。云计算、AI、大数据、5G 等先进的数字技术是医院加速转型的重要支撑，医院应将数字技术视为数字化转型的核心驱动力之一。医院的 IT 团队应主动引入成熟的技术，并适度超前地部署或孵化医院层面的数字平台。业务数字化团队在使用数字技术时，则需要回归业务的本质，思考转型要达到什么目的，关键业务用户是谁，用户的核心场景是什么，解决什么业务问题。技术应主动为业务提供服务，只有这样，才能将数字技术和业务进行充分融合，将合适的技术应用在适合它的业务场景中。医院数字化转型没有最先进的技术，只有最合适的技术。

第八，安全优先。数字化转型还应把安全放在第一位。医院对安全的要求是"核心信息资产不外泄、系统安全稳定运行"。如果一家医院没有很好地解决安全问题，则其数字化转型工作宁可慢一点。完善的网络安全和数据资产保护，是开展数字化转型的前提。

第二章　组织架构和职责分工

做好任何事情的核心就是人，在信息化工作上也不例外。如何让信息部门工程师在硬件和软件项目建设、管理和运行等方面明确职责和做好技术支撑保障工作，是摆在信息部门负责人面前最重要的工作。因此，如何编制信息部门服务计划、确定信息工作角色定位、设定信息部门组织架构、确定信息部门岗位职责、实行交叉备岗和轮岗机制等显得尤为重要。

一、信息部门服务计划

医院层面为了明确各类工作的部门职责分工，让全院所有人员知晓各个职能部门承担的工作范围和工作内容，每年都要求各个职能部门梳理和调整部门服务计划。其实，在日常工作中，信息部门与医学工程部门或者设备管理部门、总务管理部门等存在部分交叉相关的工作，如智能化相关部分、医疗设备联网管理和部分终端设备管理等，容易在相关职能部门之间因为管理职责问题而引起一些不必要的麻烦。部门服务计划主要由服务范围(包括部门工作范围与重点、服务对象、主要服务内容和服务时间)、人员配备(包括人员类型和数量及调节人员配备的方法)、员工资格(包括资格/执照/证书、在职教育/继续教育和必须具备的工作能力)、与其他部门的交流和合作(包括部门内外的信息交流和与其他部门之间的合作)、部门目标、服务质量改进计划等六大部分组成。每年定期更新,由医院院长签字生效,最后通过医院党政综合部在 OA 办公系统中对外公开发布。简易版本的部门服务计划详见附录 1。

二、信息工作角色定位

跟信息化工作密切相关的角色,主要包括医院领导层、信息部门科职干部、信息部门科员和信息化项目承建公司项目团队等。

都说信息化项目是"一把手工程",如果医院领导层特别是书记、院长要推动某个信息化项目,则会在人员和资金支持方面给予保障,各个职能部门也会各司其职,尽力把项目做好。而在绝大部分医院,信息化分管领导是副院长,信息化分管副院长的角色对于信息部门来讲至关重要,信息化分管副院长的思路和支持力度决定了信息部门发展的高度。但信息化分管副院长往往存在几种类型:大部分还是非计算机背景出身的,信息技术偏弱但管理能力较强,在管理和发展方面会给予支持,只要信息部门负责人管理和技术能力强,信息部门会有很好的发展;小部分分管领导具有一定的计算机背景知识,加上一定的管理能力,能够更好地支持信息部门的发展;部分分管领导没有技术背景却在技术方案或者项目建设方面强力干预,反而影响了部门的发展。

信息部门科职干部定位正科长具有一定的计算机相关专业背景和较强的管理能力,但部分医院正科长由临床医生担任,取得了非常好的效果,这应该是因为临床医生作为正科长在项目建设过程中更会考虑临床的应用需求。副科长则更加偏重于计算机相关专业,比较合理的情况是一个副科长偏重硬件管理,具有较强的网络、数据中心设备和智能化等相关专业知识,能够带领硬件团队发展壮大;另一个副科长偏重软件管理,具有较强的软件管理和数据库应用等相关经验,具有软件开发背景的更好,在信息系统项目管理、软件开发、软件运维、数据库应用等方面具有技术专长,能够带领软件团队发展壮大。极小部分的大学附属医院在探索"双主任制",将信息化当作一门学科发展。此时,一般会设立一个学术科长,偏重科研教学管理,具有较强的临床科研思维和教学管理经验,带领信息部门学科发展。

信息部门科员一般承担某项具体工作,比如网络工程师岗位负责全院网络系统的建设和运维、软件运维工程师岗位负责药房药库信息系统运维等,信息部门科员对于自己牵头的系统需要具有更深的研究,在相关信息系统深化发展和运维保障等方面具有更高的发言权、解决问题的专业性。

信息化项目承建公司项目团队主要负责该公司在医院的具体系统建设和运维工作,保障硬件系统或者软件系统建设项目的顺利推进,保障硬件系统或者软件系统的日常巡检和运行维护等工作,确保各个信息系统顺畅平稳工作。

三、信息部门组织架构

信息部门的组织架构要根据单位规模和信息部门的实际工作进行设置,但是常规的组织架构具有一定的通用性。以笔者所在单位信息部门为例,信息部门组织架构为1正3副10小组模式。设置1名正科长,负责信息化规划和科室管理。设置3名副科长,分别负责管理硬件部分、软件部分和科教秘书部分。其中硬件部分又分为5个小组,分别是信息安全组,负责全院信息安全管理和教育等相关事宜;网络管理组,负责网络系统管理和运维等相关事宜;数据机房组,负责数据机房相关硬件设备管理和维护等相关事宜;智能化管理组,负责智能化设备管理和运维等相关事宜;终端管理组,负责各类终端设备的管理和运维等相关事宜。软件部分分为4个小组,分别是项目管理组,负责信息系统的新建和管理等相关事宜;软件运维组,负责项目管理组建设完成并且移交信息系统的日常管理和运维等相关工作;软件开发组,负责信息需求改造和其他软件开发等相关事宜;平台数据组,负责信息集成平台及大数据中心平台管理和运维等相关工作。科教秘书部分为1个小组,即科教秘书组,负责信息部门科研、教学和部门秘书等相关事宜。

四、信息部门员工岗位职责

根据信息部门组织架构,确定相应的工作岗位和人员数量规模,根据岗位实际工作需要编制员工岗位职责(详见附录2),主要包括:①基本资料:所在部门、岗位名称、岗位类别、岗位编号、请示上报、制定日期等;②岗位职责:岗位概况、岗位职责和岗位要求等;③任职条件:学历职称、知识能力、工作经验、从业资格和其他条件等。其中,第一部分基本资料规定了所属部门、岗位基本信息和请示上报的上级领导,让该岗位工作人员明确知晓岗位的基本信息;第二部分岗位职责规定了该岗位的基本概况描述、岗位职责明细和岗位应该满足的要求等岗位具体要求;第三部分任职条件规定了该岗位的学历学位、职称资格、知识经验、身体健康状况等任职具体要求。岗位职责必须清晰明确,以便工作人员在实际工作中按照岗位职责开展具体工作。岗位职责也是作为等级医院评审中关于技术岗位的重要考核内容。每个岗位可能会存在数量不一的员工,但是每个员工的主攻方向各有侧重点,因此我们为浙大四院的每位员工制定了员工职业发展规划,主要按照岗位职责、工作内容、研究的主攻方向、考核目标、采取的主要措施和需要获得的资源支持等6个方面,让信息部门每个员工在明确岗位职责的情况下有专业上的侧重发展方向,期望其在三年内可以成为某个研究领域的特色人才。

信息部门除了明确员工职责,针对大量已经建设的信息系统,一要梳理清楚信息系统资产,二要明确每个信息系统的具体负责人。信息部门应该有一份医院所有的信息系统清单,并且确定每个信息系统的具体负责人与 A/B/备岗等人员。现有部分小的信息系统或者随医疗设备带进来的信息系统,往往成为管理的盲区,当发生故障或者需要对功能进一步完善时,发现没有明确指定具体责任人而导致监管缺失或者工作推进效果不理想。

临床医务人员具有严格的资质授权机制,什么类别的医生在什么时间段具有什么样的手术操作权限,并且在临床手术申请单开具时会进行手术操作权限的验证,这是非常严格的要求,严禁非授权情况下开展相关的手术操作。信息部门工作人员也需要参考医务人员资质授权机制进行授权管控。岗位职责是信息部门工作人员日常业务开展的基础分配,为了动态调整和及时授权,信息部门负责人需要根据岗位职责情况,结合医院业务系统和管理权限,原则上每年度进行一次业务和管理授权分配,进一步明确工作职责和授权管理。

五、信息部门 A/B/备岗机制

信息部门集管理、服务和技术保障功能于一体,其管辖范围内的重要硬件设备有几千台、软件系统有几百套,发生信息系统宕机或者关键基础设施故障在所难免,如何建立容灾备份以及快速响应机制,在信息系统宕机或重要硬件设备发生故障时能够得到快速解决并且恢复临床业务,这些是信息部门要面对的挑战。考虑到信息部门的特殊性,核心设备和信息系统稳定运行、保障临床业务顺利开展是压倒一切的。因此,在信息部门内部建立 A 岗和 B 岗,联合承建公司建立备岗,最终形成信息部门工作人员 A/B/备岗三级管理制度。在岗位职责明确的前提下,如何确保每台硬件设备和每个信息系统都有专人负责是极其重要的。信息部门负责人应该为每位工作人员制定明确的岗位职责内容,信息部门工作人员对于自己负责的硬件设备和信息系统应该一清二楚,日常就是按照职责分工进行管理和运行维护,此为 A 岗的确立。但因为信息部门要执行 7×24 小时值班制度,势必存在 A 岗工作人员因为值班要调休,信息部门工作人员偶尔因家庭有事或者身体原因也可能会临时请假,此时需要有其他工作人员接替完成相应工作内容,此为 B 岗的确立。当前医院信息化建设过程中,绝大部分信息系统还是以招标采购为主,在信息系统或信息集成类项目建设和维保服务期间,承建公司也会确定专人对口负责维护信息系统或者硬件设备,此为备岗的确立。信息部门A/B/备岗机制详见表 2-1。

表 2-1　信息部门 A/B/备岗机制

序	A 岗	服务内容	B 岗	备岗	分组
1	陈某某	门诊医生站/护士站系统等	朱某某	龚某某	软件组
2	朱某某	住院医生站/护士站系统等	陈某某	沈某某	

六、信息部门轮岗机制

信息部门虽然已经执行了 A/B/备岗机制,在一定程度上已经明确了硬件设备和信息系统的具体负责人和临时接替负责人,具备了一定的人员替换保障能力,但我们还是提倡在一定程度上信息部门内部实行轮岗机制。轮岗有两个层面:一个是单位职能部门负责人之间的轮岗,信息部门被定义为高风险岗位,一般工作两届必须实行轮岗,这种轮岗机制的目的是主动避免信息部门负责人因在同一岗位时间太长而存在招投标、人事安排、信息安全和药品统方等方面的风险;另一个是信息部门内部工作人员之间的轮岗,是信息部门负责人需要重点考虑的内容。

在信息部门工作人员数量规模适度的情况下技术全比专更有需要,

只有当工作人员数量规模达到一定程度的情况下技术专比全才更有意义。信息部门轮岗的目的有三个:培养技术全面型人才、储备技术兼管理型人才和控制惰性与腐败风险。信息部门内部工作人员通过实行轮岗机制,给工作人员一个提高自身能力的机会,也可以避免一个人在某个岗位上工作时间过长而出现思维固化和形成惰性习惯,对信息部门的工作形成潜在风险。

信息部门内部工作人员实行轮岗机制是比较有难度的工作,不是所有的岗位都适合轮岗,需要结合信息部门工作人员梳理规模,充分考虑可行性和具备的条件,但是在软件运维组和软件开发组内部是最容易实行的。为了推动信息部门工作人员轮岗机制,我们梳理和规范了信息相关制度,制定了重要硬件设备和信息系统标准作业流程 SOP,完善了大量硬件设备和信息系统技术档案资料等工作。

第三章　建章立制和按章办事

正所谓"制之有衡,行之有度""没有规矩,不成方圆",制度是一切管理的基石和保障。紧密围绕立规矩、讲规矩、用规矩、守规矩,建立落实信息部门规章制度,确保事事有章可循、有规可依、照章办事,形成科学管理、规范运行和合力共为的工作格局,不断提升信息部门的工作作风、能力和实效。

一、制度流程编制修订

为了规范信息部门管理的有序高效运转,不断强化信息部门工作人员的管理意识和责任意识,建立一系列保障信息系统建设、管理和运行的规章制度,坚持用制度管理事务、以制度约束员工、按制度流程办事,确保各项制度有效实施,做到认真学习制度、严格执行制度、自觉维护制度。

制度的制定应符合国家法律法规、行业标准;符合医院宗旨和目标;符合患者、家属和员工的需求和权益,符合医院实际情况;应用循证医学、对标最佳行业规范,设计工作流程;各项制度完整、连贯、安全、高效、协调一致。

规范管理,制度先行。信息部门根据医院信息化建设和管理的最新要求,制定涵盖数据库安全管理、信息机房管理、信息系统发布管理、人员培训及考核上岗、软硬件故障维修、计算机及网络安全管理、软件需求管理、信息保密、信息查询与交互、信息系统应用培训、应用系统用户权限设定及用户密码管理、电子病历系统使用规范、信息化工作与安全委员会管理、时间管理、信息系统故障应急预案等一系列规章制度,并根据工作的实际需要,不断完善和修订相关制度,与时俱进。

依据《中华人民共和国网络安全法》《医疗卫生机构网络安全管理办法》《中华人民共和国保守国家秘密法》等国家和地方的政策法规要求,按照实际工作的需要开展,制定切实可行的信息部门制度(详见附录3),主要包括:①表头,即文件编号、制定单位、制度名称、制定日期、修改日期、页数/总页数、版本信息等。②主体,即目的、范围、权责、定义、作业内容、注意事项、相关文件、使用表单、使用单位等。③签字,即获经批准、日期等。

主体中制度的目的主要是规定本制度的作用。制度的范围是本制度需要规范和涉及的环节。制度的权责是本制度涉及的各部门及人员的主要岗位和权责。制度的定义是用来解释本制度中涉及的概念或术语。制度的作业内容是制度的正文,规定本制度需要制定的操作规范。制度的注意事项是本制度中需要特别强调的内容。制度的相关文件是本制度涉及的参考文件,包括法律法规、相关制度名称。制度的使用表单是本制度需要使用的表单。制度的使用单位包括使用本制度的部门范围。制度的附件是制度涉及的作业流程图、使用表单等相关内容,可在制度后以附件形式说明。

制度分为全院级和部门级两类,全院级制度需要院长签字批准,生效后全院员工均需按此制度执行;部门级制度仅需部门主任签字批准,生效后本部门内所有员工需按此制度执行。制度的审批需要由制定部门提出申请,由涉及的相关职能部门进行制度会签,由质量管理办公室审核后交由院领导审签,制度批准后进行发布,形成"制定部门—职能部门—质量管理办公室—院领导—质量管理办公室—制定部门"的全流程闭环管理。相关职能部门制度会签主要是针对该制度是否合理、内容是否合适、权责是否清晰等方面提出修改意见;质量管理办公室主要是针对该制度文件格式是否规范、制定理由是否充分、与现有其他制度是否一致、语言是否规范、权责部门会签是否完整等方面进行审核;院领导总体把关,签字批准后该制度生效。制度审批表见附录4。

新增制度和修订制度均需按照此流程进行审批。若是修订制度,还需附上制度修订记录,详见附录5。当法律法规有新要求,或政策文件有新的要求,或实际工作有新需求,或制定部门讨论后认为需要修订,或通过质量改进项目对制度流程进行优化之后,需要修订制度,制定部门则参照流程随时发起制度修订申请。原则上,制定部门至少每三年对本部门制定的制度进行一次回顾和修订。

制度如需作废,则要走作废制度审批表,详见附录6。所有作废制度必须说明作废原因,还可附上作废依据,按照"制定部门—职能部门—质量管理办公室—院领导—质量管理办公室"的审批流程完成制度作废申请,最后加盖含制度失效日期的"制度作废章",并由质量管理办公室记录保存。

二、制度流程学习培训

制度培训是通过有计划、有组织地对需培训人员实施科学的、规范的、全面的学习和训练,以提高工作人员的整体素质和专业技能。制度流程一旦制定或修订完成,部门负责人应在规定时间内组织本部门所有员工完成制度学习和培训。

在开始制度培训前,部门负责人应建立一套行之有效的培训体系,按计划开展学习培训,确保培训工作顺利开展。制订培训计划,一般包括培训目的、培训时间、培训地点、培训内容、培训方式、培训安排、培训人员、培训频率等要素,可按年度制订培训计划,再按月实施。若培训需要教材,还要考虑培训经费。

制度培训按照不同的培训类型,可分为岗前培训、在岗培训和转岗培训。①岗前培训,即入职前培训,主要是针对新入职的员工,为适应工作要求而进行的培训。新员工入职后一月内完成对所有规章制度的学习培训,包括本部门的所有制度流程和人力资源部等其他部门密切相关的请假、报销、物资申领等制度。②在岗培训,主要是针对在职的员工,即在任职期间当新增或修订制度流程时,为及时补充、更新知识、不断提高业务水平和工作能力,而进行的经常性培训(包括定期或不定期)。③转岗培训,主要是针对因工作需要而转换岗位的员工,为掌握新岗位所需知识和技术而进行的培训。

制度培训按照不同的培训方式,可分为集中培训、专题培训和自学。①集中培训,主要是针对新员工入职后,需要了解、熟悉并掌握相关的规章制度而集中培训。②专题培训,主要是针对在职员工,在新增或修订制度时,为更新知识、提高业务技能而进行的专题培训。③自学,无论是新入职的员工还是在岗员工,均可通过 OA 协同办公平台自学医院的规章制度,以便更好地学习相应的制度流程,照章办事。除了以上各种培训形式,每年度部门负责人还可定期或不定期地安排制度培训,开展线上制度培训课程,方便员工随时随地学习。

部门负责人定期按要求组织员工进行制度培训,新员工入职后一月内需完成对医院所有规章制度的集中培训,完成培训记录。新增或修订制度后,部门负责人须在一月内组织本部门所有员工完成制度学习和培训,务必使本部门在岗人员的培训率达到 100%,实现全员、全面、全覆盖培训,并保留制度培训记录。同时,确保本部门每一位工作人员(包括本部门工作人员、外来工作人员等)已阅读并熟悉与工作相关的制度流程,将制度内容纳入岗前培训和其他培训中。制定部门以线下或线上方式对员工进行重要制度的培训,培训后保存培训内容及签名表。

三、制度流程考核评估

制度流程的考核评估是一项独立、客观的工作,通过系统、规范、科学的制度考核评价机制,发现并解决本部门在制度建设、管理以及执行中存在的问题,改进并优化以提高制度的科学性、可操作性,确保制度的有效性和约束力,从而形成持续改进、不断完善的制度运行机制。

制度考核评价需遵循客观原则、自主原则、公开原则和反馈原则。①客观原则是对被考核者的任何评价都应明确的评价标准,以事实为依据,客观地反映员工对制度掌握的实际情况,避免因个人和其他主观因素影响考核的结果。②自主原则是制定部门可根据不同制度在一定范围内制定相应的考核规程和评价标准,形成不同的考核实施细则,部门内不同岗位的所有员工均有对应的考核指标。③公开原则是各级考核指标(含制度名称、掌握程度和评价标准)的制定与过程调整对所有员工公开。④反馈原则是过程监控结果和考核结果要及时反馈给被考核者本人,肯定成绩,指出不足,并提出今后努力改进的方向。

制度考核不限形式,可通过考试测评、部门抽查、实际操作等不同形式开展。①考试测评是在完成制度培训后,定期或不定期地进行考试测评,可通过线上或线下或两者结合的方式进行,测试员工对制度学习的掌握情况。②部门抽查是由部门负责人组织专人针对制度中的重要内容进行考察,可现场提问,随时随地抽查,考察员工对制度的执行情况。③实际操作可通过桌面推演或应急演练等方式,设计一个场景,来验证部门员工对制度的有效落实情况、日常所开展的工作是否有照章执行、是否有遗漏、验证制度的可操作性和科学性。

制度流程的考核结果以书面形式进行记录保存,对被考核人的考核结果以书面形式进行反馈,指出不足之处,后续继续加强培训并落实。

对于考核不合格者,要求本人加强自主学习,部门负责人也可指派专人开展一对一专项培训,务必全面掌握各项规章制度。通过"学习—培训—考核—评估—学习—培训"的不断循环反复的模式,以考评促改进,形成一种持续优化、不断完善的制度运行机制。

四、制度流程监督落实

为了避免信息部门规章制度和标准作业流程流于形式,成为"纸老虎"和"稻草人",制定部门需要进一步建立完善监督机制,切实做到执行制度没有例外,落实制度不搞特殊,要求人人养成遵守制度、规范化工作的习惯,使规章制度落地生根。

规章制度的贯彻落实,需要部门员工的积极自觉配合参与,需要全体员工共同遵守和维护。规章制度的执行落实,需要落实在行动上,落实到具体的工作中,绝不能只满足于写在纸上、贴在墙上、挂在嘴上,做表面文章,应付检查、推卸责任。行政职能部门应该肩负起监督的职责,从严落实,规范和约束员工的行为,使员工养成一种正确的行为习惯,自觉遵守制度,按章办事。

建立日常制度监督机制,使之常态化开展工作。行政职能部门成立制度落实稽查小组,制定稽查计划,定期或不定期地督导和检查部门制度执行情况,及时发现问题并督促改进。切实履行"检查、监督、反馈、落实"的职能,做到日常检查和专项核查相结合,提高检查的深度和广度,肯定优点,提出不足,并跟踪落实。日常检查可按一定频次开展,每月至少检查一次,检查内容详见附录7。日常检查主要针对制度规范管理与落实情况进行检查,包括制度是否及时更新、有无过期;修订制度是否已及时组织学习、有无培训记录;随机抽查一位员工,检查其对查询制度和近期学习制度的知晓度;科室对于制度规范执行情况的自查等,提出问题与改进建议。科室针对核查情况进行问题反馈、整改与回复。专项核查主要针对重点制度如十八项核心制度的管理与落实进行核查,要求严格贯彻落实制度流程,利用监督的力度来增强制度执行的刚度,要求从严纪律约束,坚持失责必问、问责必严。

加强信息化监督平台的建设,推动建立可查询、可追溯的反馈机制,以公开促公正、以透明保廉洁。要求部门员工正确认识并对待检查,不回避不敷衍,积极配合。切实做到"各司其职、各负其责""有则改之,无则加勉",规范工作秩序,强化作风纪律,严格按章办事。

第四章　信息化工作推进机制

　　信息化工作涉及数据中心、网络系统、终端运维、信息系统、数据治理和信息安全等方方面面，建设过程中涉及医院外部的政府部门之间、医院与普通群众之间，医院内部的横向职能部门之间、纵向院领导中层干部与信息部门员工之间等的沟通和协调问题，单纯依靠信息部门推动信息化项目建设和解决存在的重大问题，将是困难重重的。此时，医院需要建立较为完善的信息化工作推进机制，目前浙江大学医学院附属第四医院（简称浙大四院）主要通过建立信息化工作领导小组、信息化工作委员会、信息联络员、专项信息化攻关小组、单位重点工作推进例会、信息部门重点工作推进例会、信息问题协调清单和信息部门科务会等机制来开展，已经形成较为全面的信息化工作推进机制，在实际工作中取得了较好效果。

一、信息化工作领导小组

　　由于政策和上级部门考核要求，在历史上浙大四院成立过 3 个信息化的相关领导小组,特别是信息化工作领导小组和信息安全领导小组,并且根据医院实际情况、院领导变动和部门职能改变等做过几次调整。从建制上说,领导小组一般是议事协调机构,属于一种"阶段性工作机制",非严格意义上的实体性组织。因此,以信息化工作领导小组为例,每年下半年都会针对下一年度信息化项目召开信息化工作领导小组会议,审议和评价下一年度信息化工作立项情况,包括听取信息化项目情况介绍、立项依据和项目预算说明等,信息化工作领导小组决定下一年度信息化项目立项和预算等材料是否上报到医院。以信息安全领导小组为例,落实上级政府要求的信息安全要求、指导开展信息安全等级保护测评和通报信息安全事件等,信息部门在信息安全领导小组指导下开展信息安全具体工作。

二、信息化工作委员会

信息化工作领导小组属于阶段性工作机制,信息化工作委员会则一般是成建制的固定机构,是为完成一定的信息化任务而设立的专门组织,职能更加全面,机构更加规范,运行更加稳定,组织更加健全。因此,从 2016 年开始,医院信息化工作和信息安全相关工作已经从信息化工作领导小组转入信息化工作委员会运行机制,成为医院委员会重要的组成部分。信息化工作委员会由院长担任主任,体现信息化工作是"一把手工程",由医疗副院长和信息副院长担任副主任,指导信息化工作的开展,成员主要是相关职能部门负责人,发挥各部门/科室在信息化建设中的作用,推动医院信息化工作全面、协调和持续发展,提高医院信息化水平和医院信息化管理能力,保障信息化工作顺利推进和信息安全工作得到落实。医院委员会规定医院信息化工作委员会每个季度至少召开一次会议,在信息化工作委员会的全面指导下,信息部门开展具体信息化工作,定期向信息化工作委员会汇报。

医院信息化工作委员会具体职责:贯彻执行浙江省卫生健康委和浙江大学等上级主管部门关于信息化工作和安全的有关规定,全面领导信息化工作和信息安全建设;审查医院信息化工作和信息安全的相关管理制度,对医院各部门进行信息化工作和信息安全的指导并督促相关制度的制定和落实;组织医院信息化建设规划和设计,负责医院重大信息化项目的可行性分析、技术标准制定和建设方案审核,负责对医院信息化建设项目的方案、规划、流程、功能、验收等环节进行统一管理;负责对医院信息化建设项目和信息系统进行专项检查,负责医院网络和信息安全专项督查,提出整改意见,监督相关部门限期整改解决;指导医院信息化工作和安全保障工作的具体实施,督查医院现阶段信息化建设工作进展和落实情况,开展项目进展情况通报;委员会会议每季度至少召开一次,并形成报告上报医院质量与安全管理委员会。

三、信息联络员队伍

提倡每个部门都要有信息化意识以及落实信息化人人有责和信息化工作是业务驱动型等理念,在落实信息化项目建设、信息需求提交和信息故障申报等具体任务时,流程要保持畅通,这就需要组建一支信息联络员队伍。信息联络员是实现信息部门与各个职能部门/临床科室联系和沟通的纽带,信息联络员需要具备一定的信息素养,善于将业务和信息结合,能够深入理解信息需求。每个职能部门/临床科室每年的信息化硬件设备和软件系统采购预算上报、信息需求汇总和初步评估、数据统计分析需求等都要通过信息联络员与信息部门工作人员对接。考虑到信息联络员队伍的重要性,信息部门每年都会根据实际情况对信息联络员队伍进行适当调整并开展信息相关培训工作,保障信息化工作的顺利推进。这也是团结维护这支至关重要的队伍,让信息部门更好地做好信息化工作的前提。近几年浙大四院信息部门工作得到大家认可,主要是完成了医院很多信息化重大项目和创新了诸多便民利民服务项目，而信息联络员队伍在这个过程中发挥了重要作用。因此，信息联络员队伍的建设应该成为信息部门负责人重点落实和维护的一项工作，这对于推动信息化工作能够起到事半功倍的效果。

四、专项信息化攻关小组

信息化工作领导小组、信息化工作委员会和信息联络员队伍都是在建机制，其中信息化工作领导小组和信息化工作委员会实现信息化建设顶层设计和决策支持，信息联络员队伍畅通部门与部门之间的沟通机制，后文将说明如何针对具体事务提供解决机制。首先是专项信息化攻关小组，例如临床信息需求小组、财务医保信息需求小组和数据统计分析小组等，专项信息化攻关小组主要由医务部、护理部、门诊事务部、财务部、医保医费办和信息中心等机构副科长或者助理组成，长期聘请热心、懂信息的临床医护人员参与。临床医护人员参与非常重要，他们才是真正使用信息系统的直接人员，用户操作习惯、操作流程等都需要一线使用人员提出相关要求。信息部门按项目或需求组织相关人员参与专项信息化攻关任务，特别是临床信息系统改造需求指定医务部副科长牵头专项信息化攻关小组，信息部门仅仅是一个参与部门，这样更加有利于临床信息需求的深刻理解和快速实现。信息需求是信息部门每天都要重点关注的事项，信息需求提交流程后，我们采用信息中心管理系统进行统一管控，指定信息部门责任人。固定时间召开专项信息化攻关小组会议，提前确定信息需求范畴，由各信息需求提交部门/科室人员来讲解信息需求改造的背景、实现功能和目标等，并由该需求的信息部门责任人撰写信息需求分析报告，经职能部门确认后再安排开发工作。信息化专项攻关小组在信息化项目建设、信息需求改造和重大软件故障解决等方面提供了非常好的运行模式，是高效快速推进项目和解决问题的有效途径。

五、医院重点工作推进例会

一家新建医院能够在 7 年内完成三级甲等医院评审、全国三级公立医院绩效考核 A⁺ 等级、JCI 国际医院评审和 ISO 国际标准认证等，这得益于医院有一个高效的重点工作推进机制。医院重点工作推进例会由院长牵头，各个职能部门负责人参加，固定每周二早上 8 点召开例会，主要由职能部门负责人汇报当前阶段的重点工作推进情况、存在的主要问题和需要其他部门配合的事项等，兼顾部分改革方案和措施的专题讨论，以便在高层和中层之间达成共识，更好地推进改革类事项，这样的例会机制成为医院重点工作快速推进的重要手段。笔者一直认为信息化工作不是信息中心一个部门的事情，信息化工作更应该是业务驱动型的，技术部门更多是起支撑保障作用。因此，在信息化建设过程中得到"一把手"的各类资源支持、得到职能部门支持配合至关重要，如果能够明确职能部门牵头梳理业务流程和逻辑，那就会事半功倍，而医院重点工作推进例会上就可以获得这些方面的大力支持，甚至信息化项目建设完成后的推广应用、取得效果也应该成为其他职能部门汇报的重点工作之一，比如在无纸化推进过程中的门急诊知情同意书电子化应用，上一个月内通过钉钉授权认证的使用医生有多少，通过手写板手写签名或者按指纹的病人有多少。门急诊知情同意书的电子化应用在信息部门汇报完成项目建设后，后续的推广应用效果是医务部牵头负责的事项，推广应用过程中碰到的技术问题在例会上再反馈给信息部门，无疑成为各部门间配合推动信息化重点工作的方式。

六、信息部门重点工作推进例会

信息部门承担着大量的信息化建设/改造项目、信息需求、故障问题等任务,如何及时高效地完成这些任务,支撑医院业务发展是信息部门面临的首要问题。参考医院重点工作推进例会机制,信息部门也推行信息化重点工作推进例会机制,由信息部门负责人牵头,信息部门全体成员参加,固定每周一召开例会,信息部门每个工作人员负责的信息化重点工作都要进行专题汇报,主要汇报当前阶段的信息化重点工作推进情况、存在的主要问题、需要其他部门配合的事项和需要同部门其他人员配合的事项等,兼顾部分信息化重点方案和改革措施的专题讨论,以便在全科室成员之间达成共识,这样的例会机制成为信息部门重点工作快速推进的重要手段。

七、信息问题协调清单

信息部门有一份在信息部门群中公开共享的文件,命名为"信息问题协调清单",信息部门每个工作人员可随时编辑。信息部门每个工作人员在日常信息化工作过程中,总会碰到一些难以解决的问题,不管是在信息部门重点工作推进例会上提出来的,还是平时碰到了难以解决的问题,都可以在信息问题协调清单中进行编辑。这份信息问题协调清单成为信息部门负责人重点协调和解决的任务,信息部门工作人员碰到的重点难点问题如果能够及时地得到解决,这对于信息化具体工作的推进将是十分有利的。笔者作为信息部门负责人,一般会每周两次打开信息问题协调清单,逐项了解和协调问题,提供必要的资源,让信息部门工作人员能够及时得到帮助。随着时间的推移,信息问题清单逐渐减少,因为在此过程中,信息部门工作人员获得了问题应该如何解决的方式方法,下次碰到类似问题时可以独自协调解决,而不在工作人员权限范围或者不能协调解决的问题也得到了明确的答复。通过信息问题协调清单,信息部门工作人员拧成一股绳,大家相互关心和支持,共同推动信息化工作顺利进行。当然,作为信息部门负责人,也会碰到一些困难和问题,同样,信息分管副院长也会及时地提供相应的帮助和授权批复相应的资源。

八、信息部门科务会

信息部门科务会制度按照医院党委有关要求执行,由信息部门科级干部、助理、党支部支委等成员组成,原则上定在每月第一周的周四召开,如有特殊情况则按需召开。科务会讨论的主要内容包括党的路线、方针、政策,国家法律法规,上级的决策部署和医院规章制度在信息部门层面的贯彻执行;信息部门发展规划和年度工作计划;信息部门年度预算申报与执行、重要设备软件物资等购置和信息化建设/改造方案审核等;信息部门重大科研项目和课题的申报;信息部门进人计划、外出进修、职务晋升、岗位聘任、职称评定、评先评优等;信息部门内部绩效考核方案的制定和调整;信息部门奖励事项申报;信息部门其他重要事项。信息部门科务会制度的执行,是保证信息部门重大事项协调和共性机制的前提,代表的是信息部门全体员工的意见,对外提供的议题成为信息部门的集体决策,成为推动医院信息化工作顺利开展的重要保证。

第五章　部门常规工作范畴

信息部门常规工作范畴主要就是信息化项目建设、硬件支撑保障平台维护、各类信息系统日常运维服务和软硬件资源日常巡检管理等，常规工作范畴管理的规范性是保证医院信息化工作顺利开展和信息系统稳定可靠运行的前提。笔者所在团队自主研发的信息中心管理系统（简称 IMIS），对信息部门涉及的各类业务进行集中管理、任务分派、进度跟踪、落实反馈和存档管理等工作，具有工作任务量化和全流程管理功能，取得了较好的应用效果。

一、年度工作管理

信息部门每年都承担大量的信息化建设工作，我们会根据项目或者任务的重要性依次划分为医院、部门、合作和配合等 4 个层级，其中部分信息化项目列入医院层面的年度工作任务，医院将通过该部分信息化项目的建设任务、建设进度和最终结果等，在年底对信息部门进行年终考核，其结果直接影响信息部门的年终绩效。因此，我们对信息部门年度工作任务实施重点管理:①制订信息部门年度工作任务清单。明确信息部门年度工作要求的来源有哪些,结合浙大四院的实际情况梳理如下:医院年度工作报告、上级主管部门的工作要求及考核体系、行政部门年度目标责任书、信息部门科长对本部门的工作要求、医院职能部门对信息部门工作的要求、职代会的工作要求、党代会的工作要求、医院相关文件、医院战略发展的要求、信息部门管理提升改进的要求、国家(行业)政策变化对信息部门年度工作提出的新要求等。②确定年度工作任务的层级。根据年度工作的重要性,分别确定每个年度工作任务的层级,包括医院、部门、合作和配合等 4 个层级,按照不同层级提供不同的建设要求和资源配置。③统一管理年度工作。将信息部门每个工作任务录入信息中心管理系统,主要按照任务名称、任务介绍、实施方法、实施步骤、年度预算和配合部门等。同时,指定信息部门工作人员具体负责该年度工作任务,规定完成的时间节点等。④做好年度工作任务进度跟踪。每个年度工作任务确定的具体负责人都要定期跟进该项目的进度,提供必要的进度跟踪信息,并且信息部门科长每个月都要撰写科长追踪,提供科长追踪评价、改进措施和追踪时间等,以利于负责人根据科长要求进一步推进年度工作任务。⑤监测预警提醒。由于年度工作任务时间跨度较长,但又必须按照时间节点完成任务,为了监督年度工作任务顺利推进,信息中心管理系统对年度工作进行监测预警提醒,每个月会自动判断任务进度信息,并且在结束时间节点前两个月给予短信自动提醒,确保年度工作任务按期保质完成。年度工作任务的管理方法,很好地保证了信息部门年度工作任务的顺利完成,在浙江省三级甲等医院评审期间得到评审专家的高度认可。

二、信息需求管理

信息部门对于信息需求管理的重要性不言而喻,信息需求的功能完整性、完成及时性和操作使用便利性等是支撑医院业务调整和发展的重要手段。因此,信息部门要研究信息需求全流程管理规范、采取必要的技术手段和措施、投入一定的研发资金和研发力量等,做好信息需求管理工作。信息需求一般先由职能部门或临床科室经内部讨论后再由信息联络员提出,按照办公系统中"信息需求申请流程"的规范要求,经部门主任/科室主任审批同意,如果由临床科室提出则再由相应的职能部门进行审批,最后到达信息部门进行信息需求接收,统一纳入信息中心管理系统进行管控。信息需求管理主要是需求提交流程、需求讨论分析流程、需求功能研发、需求功能数据测试、需求功能培训、需求上线运行和需求满意度反馈等步骤,其中信息需求在登记进入信息中心管理系统时要求明确需求紧急程度、需求相应的政策文件依据、需求录入人员、需求录入时间、需求提出人员、需求提出时间、需求解决负责人、需求解决研发负责人和期望解决的时间等关键信息,一旦信息需求进入信息中心管理系统纳入统一管理,该信息需求负责人会及时通过短信、钉钉、邮件等提醒方式获得必要信息,该信息需求的后续工作和进展等关键信息要求及时跟进。信息中心管理系统需求管理模块具有闭环管理功能,能够实现每个信息需求的闭环展示,并且具有丰富的统计功能、预警功能和公开查询等辅助功能,成为信息部门对软件开发组和软件运维组考核的重要依据。每家医院在行政管理和临床医疗发展过程中都需要借助信息化手段,特别是在精细化管理需要和医疗质量安全控制需要方面,提出了非常多的信息需求,但不是所有的信息需求都应该满足,而是要借助专项信息化攻关小组和信息化工作委员会的联合力量做出评估和给予答复。2021 年度浙大四院信息部门共接收到信息需求 795 个,其中解决信息需求 548 个,未解决信息需求 165 个,终止信息需求 82 个。

三、信息故障管理

医院制定规章制度、采取管理措施、建设支撑保障冗余设施和打造人才团队等措施和手段,目的是确保硬件设施和信息系统的稳定可靠运行,减少信息故障类问题的发生。但是,由于医院业务种类和流程的复杂性,各类终端类设备类型和数量众多、分布范围广泛和接口类型复杂等,即便有再严格的措施手段,发生信息故障问题也在所难免。为了保障医院信息故障问题发生后能够快速处置,我们建立全院统一客服中心,对信息故障问题进行统一受理、调度和派单等管理。

信息部门有一块相对独立的空间区域,主要包括信息机房和工作办公两大部分,在整个空间区域的入口处设立服务前台,同时也是客服中心,白天值班人员需要在此处办公。当有外部人员进入信息部门时,可提供询问服务。在此处设立 24 小时客户服务电话,凡是信息类咨询和故障均可通过该服务电话咨询和申报。信息中心管理系统故障管理模块接收到电话故障申报登记和通过钉钉等移动方式的故障申报登记后,统一进入系统管理。根据工作职责分工,故障管理模块会将各类信息故障问题通过钉钉系统自动派单到各个负责人手机端,由相应工作人员进行处置,终端类设备故障一般第一时间派工程师到现场解决,软件系统故障主要通过后台处理和远程处理,故障问题的简单描述、接单工程师、联系号码等相关信息通过短信同步发送给故障申报人员。工作人员解决问题后需要对该故障问题进行简单答复,同步发送短信到故障申报人员手机端,并请故障申报人员填写满意度评价。如果是核心设备、关键信息系统或者涉及较大医疗风险安全等信息故障问题,除快速解决故障还需要撰写事件分析报告,防止类似事件的再次发生。有时候信息系统发生的故障会反复出现,除了在出现时快速解决,还要进行专题讨论分析,从根本上解决类似问题的再次发生。故障管理模块的存在能够详细记录发生的信息故障问题,并且实现了全闭环管理,通过闭环管理可以进行时间记录,进一步分析故障解决效率和统计工作人员工作量。更为关键的是,每个月信息部门会专题讨论上个月的信息故障问题,有针对性地进行重点和难点问题的分析总结,不断改进硬件支撑保障体系的完善性和信息系统功能的稳定性,逐步减少信息故障类问题的发生,减少值班工作人员的压力,也确保信息系统更加稳定可靠运行。

四、日常巡检管理

防患于未然,不能等信息故障问题出来才不得不想办法解决,而要尽量避免故障问题的发生,因此日常巡检管理尤其重要。一般重要的数据中心硬件设备、网络设备、机房相关设备、弱电机房和软件系统等都需要定期开展巡检工作。巡检方式可以采用自动巡检、人工巡检和自动人工相结合巡检等。日常巡检管理的前提条件是对各类硬件设备和软件系统建立较为完备的技术档案资料库,而技术档案资料是从开始建设就应该要求的,随着时间的推移,在做调整时要及时更新,以确保技术档案资料是最新版本也是最符合实际情况的,信息部门对此要有严格的要求,不管是对工程/软件建设方还是信息部门工作人员。

为了保障日常巡检工作的顺利开展,针对机房设备、硬件设施和软件系统等要分门别类地制订巡检方案,明确每天、每周、每月和每季度等不同频率的巡检任务清单和巡检责任人。特别是数据中心设备和软件系统购买年度维保服务时都必须制订完善的巡检要求,包括巡检内容、巡检频率、巡检方式、巡检结果,以及发现问题后的处理方案和结果报告等。巡检报告由信息中心审核和归档,作为年度维保服务考核的重要依据。因人为因素未能按照双方约定要求履行巡检工作导致的医院损失,巡检责任人则要承担相应的处罚,但处罚的目的不是扣款,而是监督日常巡检工作的管理规范。信息部门工作人员应对负责的硬件设施和软件系统承担巡检的管理职责,监督外包单位的日常巡检规范性,同时也要做好日常巡检工作。

五、预算合同管理

目前我们没有严格按照预算标准分类来划分信息化项目的预算,而是将其主要分为年度预算和临时追加预算两部分,其中年度预算一般是每年度的10月经过一定的流程和程序编制完成第二年度信息化项目预算。我们会提前发出通知,要求各个职能部门、临床科室等医院内设部门/科室根据下一年度的业务需要、规模拓展和政策需要等,将信息化相关设备、软件系统采购以及跟信息化相关的费用一并上报到信息部门,信息部门根据上报的预算结合医院实际情况,重点信息化项目召开论证会形式等评估,经信息化工作委员会讨论,最终上报到医院财务部,医院财务部再上报医院财经委员会,根据流程和规范确定信息部门的下一年度预算。年度预算又分为日常支出预算、公共支出预算和资产预算三大部分,其中资产预算占信息部门预算中的较大部分,包括硬件设备和软件系统的采购预算,是信息部门要重点评估的预算部分。年度预算由财务部门以文件形式最终下达,确定信息部门年度预算。医院信息化工作也主要围绕医院工作计划和年度预算执行,但因为上级部门政策性或者医院内部紧急性要求而开展的信息化建设/改造等项目,需要临时追加预算,并经院长办公会议/党委会讨论确定。信息中心管理系统建立预算管理模块,负责对信息部门年度预算和临时追加预算进行统一管理,任何时间都可以查看预算执行率等有关统计信息。

信息化建设/改造项目需要根据医院的招标采购流程严格执行,而且信息部门没有自主采购权限,一般由医院采购中心执行招投标流程。信息部门主要将需要采购的硬件/软件参数和要求等相关内容提供给采购中心,同时提供该项目的立项和预算依据。

　　信息化项目合同管理流程与其他项目合同没有太大区别，主要包括合同起草、合同审核批准、合同生效、合同文本归档分发、合同履行管理、合同监控和合同归档与管理等。合同内容中的设备/软件清单、付款方式、考核指标和处罚条款等是极其重要的，与招标文件内容和实际执行必须保持一致，考核指标和处罚条款以有利于信息部门推动项目建设/改造，不损害双方利益为前提。特别是信息部门有外包服务合同，如数据中心硬件和网络设备等硬件设备年度维保服务项目、HIS/EMR 等核心信息系统年度维保服务项目等，要求有驻点工程师的项目，其考核指标和处罚条款要求则更加严格。部分年度维保服务合同作为医院重点监控合同，对于合同的执行和考核等手段和措施将更加严格，要求定期将重点监控合同执行情况和分析结果上报到合同管理委员会。我们在信息中心管理系统中建立了合同管理模块，将信息部门涉及的所有合同进行登记，建立合同执行全过程管理档案，合同招投标文件、执行过程性文件和验收相关文档等都进行集中管理归档，付款节点按照合同分期付款要求和比例设定，付款资料和发票等信息要求上传备份，付款时执行付款节点，可以完全掌握每个合同的项目进度和付款进度等信息。合同管理模块具有合同到期前 3 个月的自动提醒功能，对于年度维保服务项目合同具有很好的预警提醒功能，防止合同超期带来的不便。

　　六、版本更新管理

　　软件版本管理工作是软件项目管理的重要组成部分，该工作贯穿版本开发前、版本开发时和版本发布后的全生命周期。作为软件版本更新的管理部门，如何做好版本更新管理是值得思考的问题。为了提高版本运行维护质量，保证信息系统安全可靠高效地运行，在整个版本更新管理工作中，我们会针对以下几个重要环节做好管理控制：①版本内容确认。版本开发前我们会组织软件运维人员及开发人员对近期需求的合理性、相关性、重要性进行梳理讨论,明确下一开发周期的需求内容,并将确定的任务逐条分工。②系统源代码管理。我们搭建院内的分布式版本控制系统,统一管理核心信息系统的源代码池,并对每一个参与项目的开发人员做好账号分配及权限管理,从而可以有效、便捷地统一管理系统源代码。③版本测试及审核。我们要求开发人员在完成软件开发工作后,需对系统进行单元测试。通过单元测试后生成 Alpha 版本交由软件运维人员进行系统测试。信息部门内部测试无误并生成 Beta 版,邀请需求提出部门及相关部门进行验收测试。通过终测后由软件组长汇总版本更新内容,在信息中心管理系统发起版本更新审批申请,经信息部门主任审批确认后更新上线。④更新机制。目前我们核心信息系统正常的更新时间是周四中午,更新的频率和时间是根据医院实际情况,综合考虑多方因素后确定的。例如两周一更的频率,我们要考虑软件开发周期及测试时间,还要考虑临床对于需求的紧急程度,因此更新周期不能太长或太短。确定好更新周期后,我们会评估分配给每个开发人员两周的工作量。更新时间定为周四中午,是因为我们考虑到要避开医院前三天的就诊高峰,并且当出现紧急故障时,信息部门有充裕的时间解决处理后重新更新上线。⑤功能培训机制。新版本的上线培训,我们按照版本更新的涉及范围、重要程度分为三类。一是全院性需求或者政策性需求,我们会制作操作文档,在院周会以及 OA 上进行通知,供全院工作人员下载学习,如有需要可组织全院工作人员线上培训。二是科室级需求,我们会安排相关同事到对应科室开展线上或线下操作培训。三是一般需求,我们会与各科室信息管理员或者需求提出者直接沟通培训。⑥监测及紧急处理机制。版本上线后,我们通过信息中心管理系统将版本的更新内容推送给部门所有成员,让所有人能及时知晓更新信息,在后续故障反馈中能准确判断是否与本次更新相关。遇到因版本更新引起的紧急故障时,软件组首先根据故障的影响范围、紧急程度进行判断,如果影响范围小或有替代操作时,可采取加急解决故障的方式,重新测试后更新上线。如果影响范围广且没有替代流程时,信息部门会紧急取回备份版本,经信息部门主任审批后执行版本回退操作。

七、日常事务管理

随着医院业务快速发展,信息中心的工程师队伍越来越庞大,每个员工分管的业务范围也越来越广泛。科室负责人及时掌握本科室成员的日常工作动态显得尤为重要,如何做好科室日常事务管理对整个科室的运行效率起着举足轻重的作用。

信息中心的日常事务可分为普通事务和周例会事务,我们在信息中心管理系统中建立了日常事务管理模块,所涉及的普通事务和周例会事务都会记录在内。科室负责人每周五前根据本部门的每周任务撰写周报,重点总结本周完成工作和下周的工作计划,落实重点工作任务到相关人员。科室的每位成员需在每周一上午前提交各自的重点工作报告,包括上周工作完成情况和本周工作计划安排,特别提出存在的主要问题和需科主任协调的事项。通过任务转发机制,科室内每位成员都执行到位,科室负责人对所有员工每周的工作任务一目了然,及时答复及协调相关问题,不断推进工作任务。

基于此周报制度,我们每周一下午还开展重点工作推进会议。在日常事务管理模块中可增加专题事务记录,针对近期的重点工作任务,汇报上周的工作任务完成情况及本周的工作计划安排,提出存在的问题或需协调解决的事项。科室内所有成员对科室的重点工作都需了解,并配合主要负责人执行完成。科室负责人可增加科主任处理意见,给予科室每位员工业务指导,并协调解决工作开展过程中遇到的困难,促进日常工作有序稳定地完成。

第六章　基础支撑保障平台

IT基础支撑保障平台是医院信息化建设的基石，是其他所有信息化相关工作的前提，该部分工作完全由信息部门管控，所以确保基础支撑保障平台的稳定性、可靠性和安全性是信息部门摆在第一位置的工作。

一、高可用数据库架构

针对医院需长时间不间断运行的业务系统，"高可用性"（high availability，简称HA）是核心数据库系统必须考虑的问题，让数据库长时间停机进行维护或者因硬件问题导致的停机都是不可接受的，因为这些故障可能会给医院带来重大损失。数据库的高可用性需要经过专门的设计，从而减少因为软硬件故障、人为因素所引起的系统不可用时间。

医院核心系统数据库，最常用的是Oracle真正应用程序集群（Oracle Real Application Cluster，简称Oracle RAC），整个集群系统又分为Oracle Clusterware和Real Application Clusters（简称RAC）两大部分。

(一)Oracle RAC 的优点

RAC 的主要优点为高可用和多节点负载均衡,一个节点发生故障,不会影响整个业务的运行。RAC 数据库集群可以根据设定的调整策略,在集群中实现负载均衡的功能,在集群中每个节点都是正常工作的,各个节点也是通过仲裁节点相互监控的,任何一个节点服务器故障后,业务的连接、访问、操作、数据读取写入都不受影响,应用仍然保持正常访问。RAC 会自动将故障的节点从集群中隔离,并将在故障节点上的业务自动切换到其他健康的节点中,保证业务对外服务不间断。同时,RAC 具有很好的横向扩展性,业务的稳定是非常重要的,当集群系统不能满足处理繁杂的业务时,RAC 可以随时添加集群节点并能够自动加入集群,不会导致系统宕机的情况,反之,在不需要某个节点时,删除节点也是很方便的。

(二)Oracle RAC 的双活架构

Oracle RAC 通常需要建立标准的硬件体系和标准的操作系统,以最佳的高可用性和最低的成本来实现目标。硬件体系最小规模通常由以下硬件设备组成,在此结构下,任何一台硬件设备的故障,均不影响业务运行(任意单台设备性能,必须能够独立支撑全部业务负载):两台节点服务器、两台公网交换机、两台光纤交换机、两台心跳交换机、两台主存储节点、一个仲裁存储节点。

在操作系统选择上,Oracle 同时兼容 Windows、Linux、Unix 操作系统。微软公司提供了 MSCS 架构作为 Windows 的 RAC 双活功能,通过 MSCS 来架设 Oracle 数据库架构。但由于使用 Windows 操作系统时,存在软件兼容性、系统稳定性、操作便捷性和系统性能方面的一些问题,所以 Windows 操作系统通常不作为首选考虑。甲骨文公司官网建议采用 LINUX/AIX 架构,并提供了标准化的安装维护文档,在发现数据库故障时也能及时提供修正补丁。

（三）基于微服务架构数据存储方案

微服务架构是相对于传统单一应用架构的一种新的架构方法。它可以将一种软件应用程序设计为多个可独立部署的微服务，不同的微服务可以使用不同的编程语言、存储技术。每一个微服务一般是单一职责的，仅面向一个具体业务问题，并继承了SOP思想，将自己的业务能力进行封装并对外提供服务。同时，微服务之间通过轻量级机制（通常是HTTP资源的API）进行通信，每一个微服务也可以使用其他微服务的能力。

对于微服务架构来说，设计的一个关键是数据库设计，基本原则是每个服务都有自己单独的数据库，而且只有微服务本身可以访问这个数据库。这么做的主要原因如下：

第一，微服务提倡针对不同的业务特点，采取更适合的技术。在技术异构的情况下，也需要采用合适的数据库，比如医嘱系统适合关系型数据库，报告系统适合文档型数据库等。

第二，微服务提倡自治性。自治性的一个非常重要的特性就是独立部署，一个服务的修改和部署不应该对其他服务产生影响，但如果多个服务共享数据库，在数据库层的耦合让不确定性变大，一个服务对数据库结构的变更很有可能影响其他服务，即破坏了自治性。自治性的好处体现在整个系统的弹性上，当一个服务发生故障时，不会造成整个系统的不可用。然而，如果多个服务共享数据库，数据库的异常会导致多个服务同时故障，也就大大增加了整个系统不可用的概率。自治性还体现在服务的可扩展性上，不同的服务因业务不同，其需要满足的性能和并发量要求也不同。当请求量增加时只需要对部分服务进行扩展，而不是所有服务；同样，当数据库性能无法满足需求时，只需要对部分服务的数据库扩容升级，而如果多个服务共享数据库，扩容升级的影响就会作用到多个服务，一方面破坏了服务的自治性，另一方面当其他服务对数据库没有那么高要求时，资源是浪费的。

第三，微服务是面向业务的。微服务的业务划分要遵循高内聚、低耦合这个原则,这也是微服务架构优势所在。不同的业务对数据库的要求要考虑并发量、性能、数据量的大小、读写的比例和实时性要求等,不同的微服务对这些指标的要求差异巨大,共享数据库的方式一般情况下也很难个性化地满足不同业务服务的要求,将所有服务的数据都存放在一个数据库中本身也是一种非常大的挑战。

第四,微服务架构是需要不断演进的。对医院来说,政策、业务的变化和不确定性是不可避免的,当接到一个新的需求,需要用新的技术手段来解决,微服务架构就体现出了独特的优势,在不对其他服务产生影响的情况下,可以随意变更一个服务内部的技术框架或数据存储技术,共享数据库明显做不到这一点。

综上所述,在微服务架构下,每个微服务需要根据自身业务特点设计独立的数据库。不过,每个服务拥有独立数据库也存在一些问题,比如,数据的分散管理给数据一致性带来了很大的挑战,存在分布式事务的高昂代价和实现成本,需要通过一定的协调机制,保障业务数据的一致性。

二、无边界融合网络

(一)传统网络和 SDN 融合网络的区别

TCP/IP 通信技术已经成为今天通信网络的核心技术。今天的通信网络,从庞大的全球互联网到大小不一的企业网、私有网络,几乎全部都是基于 IP 构建的。这些 IP 网络中承载着各种各样的业务,包括数据业务、视频业务、传统的语音业务,人们在互联网上进行购物、社交、娱乐、金融等相关的活动。

IP 技术通过全球统一的 IP 地址规划,任何两台主机只要路由可达就可以进行通信,而通信的主机之间无需考虑对方的物理位置,也不用考虑对方具体的网络细节,这种简单性使得构建全球范围的大规模互联网成为可能。

在同一个局域网内部，主机 A 需要发起对主机 B 的访问申请，需要互相通信时，主机 A 需要先知道主机 B 的 IP 地址，接着主机 A 会把 IP 数据报文发送给网关设备，再由网关设备查找其对应的路由表，根据最长匹配的路由表项决定数据包下一跳的数据走向。同理，主机 B 回包的时候也会进行一样的数据传输操作。

上述过程是传统网络中 IP 的转发逻辑。在整个数据传输过程中，每个设备都依赖其自身的路由表项进行路径选择。路由表项的选择可以通过网络管理员人为配置的静态路由协议配置，但静态路由协议仅适用于较小规模的网络环境。当一个网络规模较大，路由设备达到数十上百个时，这种依靠网络管理员手动配置的静态路由就会遇到瓶颈，比如当网络中某一条链路发生故障且短时间内无法恢复时，就需要管理员介入，将相关的路由器设备的路由条目的配置进行逐项修改，最终才能恢复网络通信，这个过程在大规模的网络中，是漫长且痛苦的。

动态路由协议则解决静态路由在大规模网络中配置繁杂的情况，其可以自动学习这些路由信息，比如 RIP、OSPF、ISIS 协议等。尤其是 OSPF 协议，协议中文名为开放式最短路径优先，是一种典型的链路状态路由协议，一般用于同一个路由域内。在这里，路由域是指一个自治系统（Autonomous System，简称 AS），它是指一组通过统一的路由政策或路由协议互相交换路由信息的网络。在这个 AS 中，所有的 OSPF 路由器都维护一个相同的描述这个 AS 结构的数据库，该数据库中存放的是路由域中相应链路的状态信息，OSPF 路由器正是通过这个数据库计算出其 OSPF 路由表的。该协议能够学习完整的网络拓扑，然后根据拓扑计算出两点之间的最短路径，并以此生成路由表项，通过这种动态路由协议自动学习、动态生成路由表项的方法，解决了静态路由中需要管理员逐个手动配置的问题。在网络拓扑发生变化时，路由协议也会自动重新计算出一条最优的路径，产生一条新的路由转发条目，无需管理员干预。

面对更大规模的组网、TCP/IP 网络的设计者们对网络进行了进一步的区域划分,每个区域是一个自治系统,自治系统内部运行 IGP 路由来计算路由表项。不同自治系统之间则通过 BGP 路由协议来传递路由信息。

IGP 和 BGP 解决自治系统内部和外部路由学习的问题,当前全球互联网的架构就是采用 IGP 和 BGP 这两种主要的路由协议来完成。除此之外,还有 MPLS 标签交换协议、组播协议等。

上述无论是 BGP 协议、IGP 协议,还是 MPLS 协议、组播协议,这些协议统一构成了路由转发设备(简称路由器)的控制平面。每个路由器会根据这些路由表数据进行寻址转发,这个过程我们称之为路由器的数据平面。除此之外,还有针对路由器运行维护的管理,我们称之为路由器的管理平面。

管理平面主要负责网络中的设备管理和业务管理,其主要功能为设备配置管理、安全策略管理、设备管理、日志告警管理、性能管理等维护管理类功能。

控制平面主要负责网络控制,比如监测网络运行的状态、拓扑变化,并根据上述变化实时反馈、对应调整网络中相关的数据和行为,让网络能够持续正常地提供通信服务。前面提到的 IGP 协议和 BPG 协议就是属于控制平面,当网络状态发生变化时,控制屏幕能够实现快速的收敛,及时生成最新的路由表项,在网络发生故障时,能够快速恢复通信,正常提供数据转发服务。

数据平面更接近用户侧,根据控制平面所产生的路由来完成用户数据的转发和处理。

通过以上描述可以发现,网络管理平面是可以离线的,比如在离线几天的情况下,只要网络控制平面工作正常,网络仍旧可以保持正常并持续提供服务,并不会因为管理平面的离线而导致网络通信的中断。同样地,网络控制平面必须持续运行,对网络进行实时的监测控制,因为当控制平面离线或者发生问题时,就无法及时应对网络产生的变化或发生的错误,影响服务时效,无法提供数据传输服务。

传统网络中管理平面通常都是集中式的,例如集中管控的网管软件。控制平面和数据平面通常都是在路由器上各自独立运行,当网络管理员把相关的网络配置配置到路由器后,如果网络状态发生了变化,网络的控制平面会在网络中自动扩散这些变化,并根据新的网络状态重新计算路由,并同步到数据平面以确保用户网络能够恢复。

上述的 IP 网络架构,形成了当前主流的基础网络架构,但也出现了一些局限性:

第一,传统网络架构中,每台路由器根据各自收集到的网络拓扑,通过运行在路由器的路由协议计算后,生成了路由表,以规划数据转发路径。这种路由计算方式,有一个前提就是路由器设备必须使用相同的算法,并且计算出来的路由不能存在环路。例如最常见的动态路由 OSPF路由协议,协议利用网络开销(cost)值来计算到达目的地的最短路径,然后把最短路径上的下一跳作为路由转发地址。但是这样会带来另外一个问题,即最短路径拥塞问题。这种计算方式下,网络流量只能走在最短路径上,当最短路径发生拥塞时,路由器并不具备自动调节的手段,而其他空闲路径却无法分担流量压力。

第二,传统网络架构中,网络协议复杂,运行维护复杂。传统网络架构中,路由协议非常多,其中包括组播协议、IGP 协议、BGP 协议、IPv6 协议、MPLS 标签交换协议等。庞大的协议体系,使得网络维护变得复杂,网络运维人员不得不学习大量的标准协议,其实网络在良好的规划下并不需要这么多协议。各个设备厂家(华为、H3C、思科等)在实现这些标准化协议时,还进行了一些特定的扩展,使得设备的操作维护变得更加复杂,现在主流的路由器操作命令多达数千上万条,并且各个厂家的操作界面、配置命令也存在着很大的差异,这进一步增加了网络管理员运维的难度,增加了网络运行维护的成本。

第三,传统网络中新业务创新速度变得越来越慢,这在电信运营商中尤其明显。当传统网络中产生新的业务需求时,通常需要 1—2 年的标准定义,然后各个网络设备厂家再去实现这些标准,再到用户端设备更新、软件升级、业务切换。整个流程下来,通常需要 3—5 年的时间,这样新业务新需求的上线速度,无法满足运营商快速为用户提供高度灵活可定制化 VPN 专线的业务需求。

软件定义网络(简称 SDN)正是为了解决传统网络的这些问题而提出的一种全新的网络解决方案。

SDN 是能够使得网络变得像一个通用软件那样,易于修改,易于管理,使网络更加敏捷。SDN 网络方案的核心,是在网络中添加一个 SDN 控制器,在 SDN 控制器上实现控制平面的集中管控、控制平面和数据转发平面的转控分离。SDN 控制器就如同网络中的大脑,可以完成对管辖范围内网络设备的控制,这些被控制的网络设备完全听从 SDN 控制器,如同人的手脚,本身并不具备思考、主动行动的能力。

当把所有网络设备集中控制时,把网络中的控制平面放在 SDN 控制器上时,原有网络中各个网络设备上分散的控制平面就不需要了,SDN 控制器可以通过控制器内部相应的软件功能为每个路由器计算出路由表,这样集中在控制器内的算法软件就替代了传统的各种域内路由协议。通过这种集中控制技术,可以减少网络中大量的网络协议部署,简化网络架构,使网络维护管理变得更容易,降低了网络运维的成本。

如在网络中,需要进行各类网络业务创新以满足新的需求时,可以通过修改 SDN 控制器的控制程序,配置相应的功能模块来实现新的创新业务。甚至可以在不升级网络设备软件版本的情况下,仅仅调整控制器程序就得以实现。对于一个新业务的部署,不再需要等待定义标准、等待网络设备厂家开发实现标准、等待设备软件升级,可以将整个新上业务周期从原来的 3—5 年时间,压缩至几个月甚至几天时间。

总之,和传统网络相比,SDN 网络架构有三大基本特征:转控分离、集中管控、开放接口。

(二)选择 SDN 融合网络的优势

第一,网络业务快速创新。SDN 的可编程性和开放性,使得网络业务可以按照用户需求开发,加速网络业务创新,避免了原有的标准定义、厂家开发、软件版本升级、设备调试配置等过程,缩短了业务创新时间。

第二,简化网络架构。SDN 简化了网络架构,网络中能够减少很多标准化协议的应用,相应地也减少了学习成本,减少了运行维护的成本。由于 SDN 控制器将整个网络的控制平面集中管控,网络内部的路由路径计算均在控制器上完成。控制器完成计算后,直接下发给网络设备即可。

第三,网络设备白牌化。如果标准化了 SDN 控制器和网络设备之间的接口,比如 OpenFlow 协议成熟之后,那么硬件白牌化就会成为可能。网络设备采购成本下降,不再依赖某个网络设备厂家,不再担心网络协议因各个厂家各自的扩展而出现的兼容性问题。网络设备的采购能够像 X86 服务器那样,将整个系统水平分工,每个厂家分别完成一个部件,然后集成商把它们集成起来销售。这有助于系统各个部件独立演进、快速进化、促进竞争,最终降低价格。当然,当前来看这可能还需要很长一段时间,因为通常情况下,各个网络设备厂家的 SDN 控制器仅支持各自的网络设备。

第四,业务自动化。在 SDN 架构下,由于整个网络由控制器控制,所以能够实现网络业务的自动化,SDN 控制器可以完成自动的网络业务部署,屏蔽网络内部细节,提供网络业务自动化的能力。

第五,网络路径优化和流量调优。传统网络的路由选路通常都是根据 cost 值选择最短路径,这可能导致该路径上的网络链路非常拥塞,而其他非最短路径却非常空闲。在 SDN 网络中,SDN 控制器能够动态地根据网络流量智能调整网络路径,从而实现网络负载的能力,提高网络吞吐能力。传统网络中也存在一些流量工程技术来解决最短路径拥塞的问题,例如 MPLS-TE。但由于所有的控制平面均分散在各个网络设备上,很难实现大规模的部署,极大增加了网络管理员的运维工作量。而在 SDN 网络架构下,可以直接为各个业务进行路径计算,建立流量隧道。

三、虚拟化服务器平台

在传统 IT 基础架构中,应用系统通常直接部署在标准的 X86 物理服务器上,应用系统的数据存储在服务器本地硬盘或者外接的 SAN 或者 NAS 存储上,这种架构资源利用率很低,部署很慢,管理及维护工作量很大,新建应用就需要购置新的服务器。

虚拟化技术可以硬件服务器为基础,创造虚拟机运行环境,将一个系统划分为不同的、单独的安全环境,即虚拟机(VM)。每个虚拟机能够共享宿主机的计算、存储资源,并统一管理。相比传统 IT 基础架构,服务器虚拟化存在巨大的优势。

(一)服务器虚拟化的优势

第一,降低运营成本。服务器虚拟化降低了 IT 基础设施的运营成本,使 IT 运维人员摆脱了繁重的物理服务器、OS、中间件及兼容性的管理工作,减少人工干预频率,使管理更集中更便捷。

第二,提高应用兼容性。服务器虚拟化提供的封装性和隔离性使大量应用独立运行于各种环境中,使 IT 管理人员不需频繁根据底层环境调整应用,只需构建一个应用模板并将其发布到虚拟化平台上即可。

第三,快速部署。采用服务器虚拟化技术只需配置参数、拷贝虚拟机、启动虚拟机、激活虚拟机即可完成部署,实现大规模快速部署,大大缩短了部署时间,免除人工干预,降低了部署成本,几分钟即可部署好一台虚拟机。

第四,提高服务可用性。通过服务器虚拟化,用户可以方便地备份虚拟机,在进行虚拟机迁移或者虚拟机出现故障时,可以恢复备份,或者在其他物理机上运行备份,大大提高了服务的可用性。

第五,提升资源利用率。通过服务器虚拟化的整合,提高了 CPU、内存、存储、网络等设备的利用率,绝大多数应用的传统部署利用率不超过

10%,而通过虚拟化后利用率往往超过70%,同时保证原有服务的可用性,使其安全性及性能不受影响。

第六,动态调度资源。在服务器虚拟化技术中,数据中心从传统的单一服务器变成了统一的资源池,用户可以即时调整虚拟机资源,同时数据中心管理程序和数据中心管理员可以根据虚拟机内部资源使用情况灵活分配调整给虚拟机的资源。

第七,降低能源消耗。通过减少运行的物理服务器数量,减少CPU以外各单元的耗电量,达到节能减排的目的。在当前各种资源都非常紧张的情况下,特别是服务器硬件价格上涨的情况下,使用服务器虚拟化可以说是非常有必要的。

(二)虚拟化平台的选择

传统虚拟化架构通过 VMware、KVM、Xen、Hyper-V 等虚拟化技术,将多台 X86 服务器的计算资源和网络资源整合为一个资源平台,实现统一分配、使用、管理和监控。传统服务器虚拟化通常由 FC/iSCSI SAN 或 NAS 等传统磁盘阵列提供数据服务,存储的可扩展性较差。

超融合是在同一套 X86 服务器硬件平台上集成了服务器虚拟化、存储虚拟化、网络虚拟化、统一管理功能,不仅包含了虚拟化的所有能力,并扩展了更多的存储、网络的软件定义能力,通过分布式存储技术为虚拟机提供存储服务。

超融合相比于传统虚拟化架构,存在以下优点。

第一,从安全性来说,超融合架构数据冗余模式为2—3个副本,相较于传统的 Raid5/6,对硬件故障的冗余更大。

第二,从性能来说,超融合架构的分布式存储,数据分散在各节点,IO 并发性能高,而传统磁盘阵列机头、网络带宽均存在性能瓶颈。

第三,从扩展性来说,分布式存储具备横向扩展的特点,采购一台新服务器即可快速无缝扩展,可有效解决传统磁盘阵列扩展性较差的弱点。

第四,从可维护性来说,传统虚拟化架构涉及服务器、光纤交换机、存储设备等,设备种类多,配置复杂。超融合架构由单一种类设备构成,不仅大量操作被自动化,运维简单,而且时间短,效率高,可以有效降低人员要求。

第五,从成本来说,服务器＋超融合软件的采购成本,相比服务器、光纤交换机、中高端存储有较大幅度的降低。而且除了采购成本,在耗电量、维护成本、机房建设成本等方面,超融合架构均拥有成本上非常大的优势。

四、容灾备份保障体系

对医疗行业来说,系统总体规模较小,但系统数量多、业务逻辑复杂、故障容忍度低,需要在系统容灾、数据备份、系统保障上建立保障体系,确保业务和数据安全。

(一)数据容灾备份系统

数据容灾备份系统是指在异地建立多套功能相同的数据容灾和备份系统,当一处系统因意外(如火灾、水灾、地震、操作失误、网络攻击、木马病毒甚至战争破坏等)停止工作时,能迅速恢复应用系统的数据和服务,保障数据信息的机密、完整、可用(信息安全三要素)。对医院来说,任何的系统停机或数据丢失轻则降低患者的满意度,重则损害医院信誉。如何避免数据丢失,当遇到数据灾难时如何快速地恢复数据,保障医院业务开展的连续性,已成为影响医院业务发展的关键因素。

(二)医院容灾备份建设目标

根据上级主管部门的相关文件要求,医院业务系统的容灾备份按照《重要信息系统灾难恢复指南》中的第五级标准,对机房环境、服务器、网络、存储等IT基础设施要素进行了规定。容灾备份系统建设应根据自身业务特点、常见风险、系统重要性、资金人员投入进行综合考虑,选择适合的容灾备份方案,设置合理的 RTO 和 RPO 目标。

按照容灾系统对应用系统的保护程度可以分为数据级容灾和应用级容灾,数据级容灾系统只保证数据的完整性、可靠性和安全性,但提供实时服务的请求在灾难中会中断。应用级容灾系统能够提供不间断的应用服务,让服务请求能够无缝地继续运行,保证数据中心提供的服务完整、可靠、安全。因此对服务中断不太敏感的部分可以选择数据级容灾,以节省成本,在数据级容灾的基础上构建应用级容灾系统,保证实时服务不间断运行,为用户提供更好的服务。

医院常用数据级容灾实现的方式基于 Oracle、SQL Server、Mysql 等数据,利用数据库自身的数据保护工具,也可以利用各类数据库容灾系统,实现双活和备份。在数据备份工具的选择上,常用的是 TSM 或是 NBU,支持主流操作和数据库。应用级容灾,一般是基于虚拟化平台、系统负载均衡、数据块复制等技术,实现应用层双活和备份。根据日常工作经验,医院关键系统应实现应用级容灾和实时备份,RTO、RPO 均为 0;重要系统应实现数据级容灾,满足 RTO、RPO 均为 30 分钟以内;一般系统为 RTO 4 小时,RPO 1 天。

(三)容灾备份系统设计方案

医院应根据系统重要性、安全性的要求,为不同的系统选择适合的容灾备份方案。系统容灾方案主要分为以下几类。

(1)冷备:适合非医疗业务,无重要数据的系统。RTO 和 RPO 时间最长,成本最低,支持数据的定期备份,并利用未运行的系统作为生产系统的备份环境,当大范围系统发生故障时启动备份系统支撑业务系统运行。

(2)温备:适合非医疗业务,无关键数据的系统。RTO 和 RPO 时间较长,成本较低,支持数据的定期备份或周期性同步,利用周期性运行的系统作为生产系统的备份环境。

(3)热备:适合重要业务系统。RTO 和 RPO 时间较短,成本较高,支持数据的定期备份或数据复制,在容灾环境建立最小化运行的热备份系统,当大范围系统故障发生时容灾环境接替原生产环境提供服务,并根据业务情况扩展资源。

(4)双/多活:适合关键业务系统。RTO 和 RPO 时间为 0,成本最高,支持数据的同步复制,建立两个或多个相互隔离的业务生产环境,并保持各个业务生产环境的数据一致性。

按容灾备份系统的物理空间架构,可分为以下几类。

(1)跨故障域容灾:实现了在同一机房内冗余的供电、网络、服务器设施等基础设施建设,满足基础的灾难场景的容灾架构需求。

(2)两地三中心架构容灾:通过在两个院区的三个不同机房搭建业务系统,使系统获得极大的抗灾能力,能够满足大多数灾难场景的容灾架构需求。

(3)异地多活架构容灾:在多个异地机房建立同时运行的业务生产系统,在提升系统大范围抗灾能力的同时,能够保障系统最佳的灾后恢复速度。

综合资金投入、技术能力、容灾需求考虑,大多数三级医院采用两地三中心架构,能够在成本和收益之间达成一个较好的平衡。

五、信息运维管理

随着医院数字化改革的不断推进,信息化已经延伸到医院的每个角落,各类信息化资产,例如软件、数据、服务器、网络设备、各类终端等种类繁多、数量巨大、技术复杂程度高、信息安全隐患时刻存在,对医院信息化运维管理提出了极高的要求。因此,建立健全信息化运维管理体系,确保医院信息系统的高效、稳定和安全运行,成为医院信息化建设过程中的重要环节。

(一)信息运维管理的目标

第一,网络通信稳定快速。网络系统是 IT 系统的神经,保证所有服务器和终端设备之间的通信,网络的中断将直接中断绝大多数的信息系统,因此网络是医院信息化中最关键的基础设施。

第二,应用系统正常运行。作为医院运行的基础设施,医疗业务系统承载着医院绝大多数的业务流程和运营管理工作,系统的正常运作直接关系着医院的正常运行,所以保障医疗业务系统正常运行是信息化运维管理的重要目标。

第三,数据安全。医院的医疗和运营数据是医院最宝贵的财富,确保数据的安全性、完整性和有效性是信息化运维管理的核心目标,数据的丢失将导致医疗业务造成重大损失。

(二)建立医院运维管理体系

在医院信息系统的日常管理过程中,必须做好 IT 运维服务管理。IT 运维服务管理主要参考 GB/T 28827 信息技术服务标准开展,主要包含 4 个方面的要素:人员、技术、资源和过程。浙大四院通过 ITSS 运行维护评审,以评促建,不断提升医院运行维护服务能力。

人员主要是从事信息技术运维服务工作以及信息技术运维服务管理工作的专业人员,例如:运维服务供方的服务总监、服务经理、服务工程师、服务顾问,运维服务需方的信息技术部门主管、项目经理、技术工程师,第三方的服务监理,服务中必要的资源供应方人员,等等。

资源确保在运维体系构建中,为人员、流程和技术要素提供有力支撑和保障。确保具备提供足够资源的能力,资源要素主要包括 4 个维度:运维工具、服务台、备件库、知识库。

技术是指供方在组织层面为了实施运行维护服务,发现问题和解决问题的技术方法、工具和手段。技术包括技术研发、与发现问题相关的技术、与解决问题相关的技术。

过程是指为用户提供运维服务的通用过程,运维服务可能会涉及很多过程,需要根据用户的业务特点、资源、人员、技术等状况进行分析,制订适合自身的运维服务项目和过程。

综上所述,运维服务体系的构建,就是要选用适合的人在适合的岗位,建立规范的流程,通过技术、资源的保障来进行运维服务。通过以上一系列的运维体系构建,可以规范信息部门的服务范围、内容和过程,提升服务能力和服务品质,使运行维护服务的供需双方达成适当的平衡并持续改进,达成运维服务信息系统稳定高效可用的总体目标。

六、信息集成平台

医院信息集成平台是连接临床医疗、医疗管理和运营管理等医院信息系统的信息共享和业务协作平台,其是医院内不同业务系统之间实现统一集成、资源整合和高效运转的基础和载体,也是实现院内和院外机构的信息共享和业务协同的重要的技术支撑。信息集成平台主要遵循SOA 理念,不再面向定制的业务接口,打破医院"点对点"的传统接口模式,综合了服务注册、节点管理、数据转换、信息路由、工作流引擎、安全控制、权限管理等技术,采用"总线"拓扑结构,优化医院信息基础架构和业务流程,实现院内异构系统之间的业务交互、业务协同和数据交换,从而完成业务系统之间松散耦合的互联互通,为医疗机构之间实现松散耦合的服务架构提供了坚实基础。

医院信息集成平台可以实现医院各异构系统的数据整合、数据利用、信息共享、互联互通、业务协同,改善医院信息系统的基础架构,提高医院应用系统的扩展性、对需求变化的适应性,实现数据的完整性、一致性、及时性、标准性、可用性,从而让医院信息系统最大限度地满足医院日益增长的医疗服务和医院管理的需要,提升医疗服务、医院管理、科研教学的能力、水平及质量,充分发挥医疗信息化的支撑作用。

其作用和应用价值主要体现在以下几个方面。

第一,消除孤岛,保护投资。医院内众多系统在建设时并未考虑与医院信息系统的集成,形成了一个个孤立系统,即信息孤岛。医院信息化的发展,或者厂商更迭,导致这些孤立的系统不得不推倒重来。这不仅导致了资金的浪费,而且原来系统中保存的数据很难在新系统中继承下来。通过集成平台建立统一交互标准实现现有各业务信息系统的信息和数据共享、业务门户共享,消除医院 IT 系统信息孤岛,实现院内医疗协同环境。

第二,满足院内外系统间的统一信息交换与共享。随着医院规模不断扩大,医联体/医共体、分级诊疗等不断推广与深化,医院必然面临多院间、医联体/医共体间的信息交换与共享,通过平台的数据交换和共享处理模式,可以有效完成各系统间的统一信息交换与共享,从而促进区域医疗协作和资源整合、优化。

第三,实现医院信息标准化。集成平台建设可以完成医院数据交互标准统一及业务梳理的工作。通过标准的服务组件,可以无缝接入医院的各个业务系统,包括 HIS、EMR、LIS、PACS、心电、手术麻醉、ICU、血透、血库、护理管理和 OA 等。基于信息集成平台可以完成主数据、主索引的统一管理的目标,并根据统一交互标准对主数据、主索引进行管理发布。

第四,加强医院信息化主导权。集成平台建设可以完成数据接口开发、管理任务的交付目标。通过 SOA 架构实现所有开发工具服务组件化,通过培训,医院相关人员很快就能掌握以配置为主的开发技能,实现医院自主使用集成平台开发、管理的建设目标。

目前,医疗信息化市场上信息集成平台的厂商有很多,主要可以分为三类:与 HIS 为同一厂商、与电子病历系统为同一厂商、第三方信息平台厂商。信息集成平台产品也可分为三类:一是用全行业的产品,如 IBM 的 IIB、MQ,微软的 Biztalk;二是医疗行业专用的产品,如 InterSystems Ensemble/Health Connect、Orion 等;三是基于开源软件的二次开发。

本书主要从以下五个层面探讨信息平台的产品选型。

第一,医院规模/等级。二级医院和三级医院,不管是在业务量、收入、人员、设备,还是在信息化的资金投入等方面,都是有较大差距的。

因此,其对集成平台的需求和总体规划的建设复杂度都是有所不同的,这就需要不同等级和规模的医院在考虑自身实际情况的基础上,选择合适的信息平台产品和厂家。

第二,稳定性和可靠性。医院绝大多数信息系统都将与信息平台对接,因此,系统在设计时将充分考虑系统对可靠性和稳定性的要求,可采用多种高可靠、高可用性技术以使系统能够保证关键业务的连续不间断运作和对非正常情况的处理。

第三,可扩展性和安全性。在数据通信协议、数据标准、数据库系统、应用界面开发、接口设计等方面采用开放性设计,支持 HL7、DICOM、HTTP、XML、SOAP、WebService、LDAP 等当前受到普遍支持的开放标准,便于系统扩展,可随着业务需求的变化而扩充,系统的配置也能相应地改变和延展,以实现业务上需要的新功能。

此外,依托平台的相关安全设置,必须有具体的措施来充分保证其安全性,以确保系统数据处理的一致性,保证不同业务系统间数据交换,确保信息是正确传输的,没有被非法侵用和修改伪造,并保护患者隐私和敏感信息。

第四,易用性和可管理性。系统应具有一致的、友好的客户化界面,易于使用、推广,并具有良好的可管理性、可维护性,使医院能够快速地掌握系统的使用并做到动态监测、异常报警。

第五,厂商的集成整合能力。医院信息集成平台的建设,涉及全院信息系统的整改、优化和集成。因此,需要着重考量平台厂商在医疗行业的沉淀深度以及其与市场上各类医疗信息化供应商的集成对接经验等。

综上所述,医院要根据自身情况谨慎选择集成平台的产品,医疗机构要审视自身需求,先做到"知己"而立于不败之地,再深入了解集成平台中间件,做到"知彼",才能在选择集成平台和建设集成平台的道路上走得更稳、更远。

通过医院信息集成平台对医院现有业务流程进行梳理和标准化,将现有的 HIS、电子病历、LIS、PACS 等系统的业务交互进行梳理和规划，基于集成平台进行标准的数据交换，形成全院级的实时信息集成交换平台。在建设过程中应着重以下方面。

（1）标准化建设。主要包括主数据、主索引以及包括基于规范性标准的患者管理、医嘱管理、检查、检验、财务管理、手术管理等在内的标准化服务。

（2）集成整合建设。基于标准的服务组件，可以无缝接入医院的各个业务系统，并且可以通过内置的封装组件进行信息模型转换。

（3）安全管理建设。包括平台接入的组织机构和信息系统的安全管理、平台交互安全管理和平台运维安全管理。不仅要有可靠的高可用机制保障集成平台连续运行，还要有强劲的性能，满足各种突发业务的海量消息对处理性能的要求。

（4）一体化应用建设。单点登录的建设是平台应用建设的重要一环，其遵循 HL7 CCOW 标准来统一管理临床用户的每一个应用系统的用户名和密码。基于单点登录，实现安全的同时避免了处理和保存多套系统用户的认证信息，减少了医护人员在不同系统中登录耗费的时间和出错的可能性，便于统一管理。

七、信息标准体系

2020 年 10 月 10 日，国家卫健委网站公布该委规划发展与信息化司《关于加强全民健康信息标准化体系建设的意见》（国卫办规划发〔2020〕14 号）（简称《意见》），预示着医院信息化进入"标准化"整合时代，必将解决各种信息系统"不互联不互通"的"数据孤岛"状况，有力推进医院信息化建设。该《意见》具有极其重要的作用，主要体现在以下方面：一是明确了信息标准化的意义。全民健康信息标准化体系建设是卫生健康行业科学发展的重要基础，对于深化医药卫生体制改革、推动实施健康中国战略具有重要意义。二是总结了取得的初步成果。国家卫健委坚持研发和应用两手抓,注重加强全民健康信息标准化建设工作,初步形成了全民健康信息化标准体系,基本建立了全民健康信息化基础标准与规范,基本完善了医院信息化标准框架体系,有力推动了全民健康信息标准应用。三是提出新的发展要求。推进标准化工作机制创新,建立健全政府引导、市场驱动、统一协调、运行高效的卫生健康信息标准化工作新格局。

2009年,卫生部信息标准专业委员会首次研制了国家"卫生信息标准体系概念框架",将卫生信息标准分为基础类标准、数据类标准、技术类标准及管理类标准等四大类,为我国卫生信息标准分类提供了参考模型。后经过不断修订与完善,现有的卫生信息标准体系包括基础类标准、数据类标准、技术类标准、管理类标准和安全隐私类标准五大类。其中,基础类,包括:卫生信息模型(HL7、RIM)、标准体系表、标准化规则规范、医学术语、对象唯一标识(OID)、主索引(MPI)。数据类,包括:元数据、基本数据元、数据集、数据字典、共享文档(HL7 CDA)、分类代码(如疾病诊断、手术操作、检验、药品、耗材等)。技术类,包括:功能规范、技术规范、交互规范(IHE)、产品平台、产品服务、DICOM。管理类,包括:管理规范、数据治理、质量控制、开放共享规则、测试评估、应用指南。安全隐私类,包括:系统安全、网络传输安全、存储使用安全、用户安全、隐私保护(如去隐私化处理、加解密处理、签名认证体系等)。

健康医疗信息标准主要包括医学术语、数据标准和信息模型。根据数据颗粒度来看,术语最为基础,其次是数据标准,最后是信息内容的结构化和格式化表示。医学术语体系可以分为词表类、分类聚类和关联组类三大类。卫生数据标准内容繁多,主要为元数据相关标准,其包括数据元、值域、数据集和相关统计指标等。信息模型,主要为HL7 CDA,其是以信息交换为目的,描述临床文档结构和语义的文档标记标准。目前我国已发布基于CDA的卫生信息共享文档73份,主要包括电子病历和健康档案两大类。医学术语、数据标准、信息模型,分别是从数据内涵到数据规范化,再到数据结构的规范化。

医院信息标准化体系是指导医院信息化项目建设的基本保障,在国家医院信息化标准、规范建设逐步健全的情况下,结合医院当前已经实施的接口规范、信息数据元、数据交换标准等实际情况,坚持因地制宜、紧密结合应用的原则,逐步建立起符合医院信息化发展需求的信息化标准规范和保障体系,可参考以下几点要求。

(1)因地制宜原则。在国家没有相应的标准、规范参考时,因地制宜制定符合医院信息化建设的标准规范。

(2)统一兼容原则。在标准、规范制定中,国际上有标准的,要尽量参照国际标准,国家及地方已出台建设标准、规范的,要遵循国家和地方的标准。行业上已有标准的要尽量参照行业标准。

(3)紧密结合应用原则。以医院信息化项目建设全生命周期为出发点和原动力,在系统标准规范制定过程中,要理论联系实际,使标准规范和医院信息化项目应用紧密结合,提高整个平台的应用能力。

(4)长期规划。标准体系是一个由多个标准构成的整体,各个标准之间相对独立而又相互联系,因此标准化体系建设是一项长期的工作。应先进行长期规划,制定整个标准框架,同时,根据目前需要,优先制定和完善部分急需标准,用于指导当前的系统建设。

(5)切实可行,准确实用。标准必须根据实际情况制定和修订,尽可能地利用已有的成果,标准的制定和修订力求准确实用,使执行者易于理解和执行。

(6)遵循国标,易于扩展。标准建设首先要符合国家相关标准,然后再根据总体设计和当前的具体情况来制定和完善。制定和完善的标准要满足易于扩展的需求,使之能适应行业的变化。

八、信息安全保障体系

医疗行业数字化进程加速，伴随电子病历系统、临床医药管理、病历大数据分析等医疗数字化系统的持续建设和运营，整个行业产生的数据体量呈爆发式增长。这些医疗数据中包含大量敏感信息，关乎个人隐私、公共利益，甚至国家安全，一旦遭遇破坏或泄露，将给患者、医院带来很大影响和损失。因此，构建科学、有效的信息安全管理体系，采取适当的风险防范措施，对提高医院信息安全管理水平、确保医院信息系统安全运行具有重要意义。

自 2017 年 6 月 1 日《中华人民共和国网络安全法》实施以来，系列配套的法律法规和标准规范陆续发布实施，形成相对完整的网络安全法律法规和标准体系。2019 年 5 月，公安部正式发布《信息安全技术网络安全等级保护基本要求》等与网络安全等级保护制度 2.0 相关的系列国家标准，针对新的安全形势提出了新的安全要求，标准覆盖度更加全面，安全防护能力有很大提升。2019 年 12 月，关键信息基础设施网络安全标准开展试点，其在网络安全等级保护的基础上对卫生医疗等公共服务提出了更高的网络安全要求。2020 年 6 月，《关键信息基础设施安全保护条例》列入国务院 2020 年立法工作计划；同月，《数据安全法》和《个人信息保护法》列入全国人大常委会 2020 年度立法工作计划。2020 年 7 月，《中华人民共和国数据安全法（草案）》面向社会公众征求意见，草案中指出"工业、电信、自然资源、卫生健康、教育、国防科技工业、金融业等行业主管部门承担本行业、本领域数据安全监管职责"。2022 年 8 月，《医疗卫生机构网络安全管理办法》发布，对各医疗卫生机构在网络安全管理和数据安全管理的基本原则、管理重点、责任分工、执行标准，以及监督等方面的要求进行了规定，强调威胁监测预警与应急处置协同机制，为医疗机构网络安全和数据安全的管理建设指明了方向。

从医院信息安全管理的实践来说,需要进行顶层设计、统筹安排、全员重视,从组织领导、工作流程、技术规范、安全投入、外包管理、等级保护、数据安全、应用安全、网络边界、检测工作、响应处置、隐患事件、攻防演练、宣传培训等方方面面进行信息安全体系的建设。

在组织领导上,要建立信息安全管理机构,建立相关制度,落实责任,建立信息安全考核评价机制,加强数据安全管理。建立健全信息安全领导小组和工作小组,作为医院层面负责信息安全工作的主要机构,完善了信息安全规划、日常信息安全方向指引、上级主管部门政策与文件落实、信息安全建设、业务连续性保障协调、安全组织与供应商的沟通。同时加强了系统管理、数据库管理、网络管理和安全保障管理。建立健全信息安全全流程系统性保障制度,主要包括技术性安全文件体系和安全管理制度。其中技术性安全文件体系主要对信息系统技术要求、物理安全、网络安全、数据安全、主机安全和应用安全提出构建要求和基本配置要素。安全管理制度则包括医疗机构安全管理机构制度、安全管理制度、信息操作人员安全管理、系统建设管理制度、系统运行维护管理制度体系和安全应急预案。管理制度之下应建立标准化操作规程作为补充。建立健全系统性保障体系,能对全流程所涉及的所有信息提供系统保护和响应的机密性和完整性服务能力。

加强信息安全宣传和培训工作,定期对所有工作人员进行相关的网络安全培训和指导,建立员工的网络安全风险意识,预防未来可能产生的网络信息安全风险事件。同时,要定期对信息化相关工作人员进行培训和教育。提高信息化相关工作人员安全意识和工作能力,做到教育培训的全覆盖。信息部门应实行值班制度,在值班过程中能够及时响应各个科室出现的网络安全事件,在第一时间解决网络风险,尽可能减少安全风险出现时造成的不良后果。定期对院内信息系统的安全性进行检查,排除现有或是即将发生的网络安全风险漏洞,加强信息系统的安全管理工作,防患于未然,确保信息系统安全、稳定地运行。应完善全院各个医疗信息系统以及子系统,对系统进行渗透测试和扫描,定期进行安全升级,防护升级,解决 HIS、LIS、PACS、OA 等系统运行过程中出现和可能出现的网络安全问题。

根据数据安全保护制度建立技术标准,利用存储及备份技术、网络安全监控技术、信息加密技术、访问控制技术加以保护。建立与完善计算机信息系统网络安全漏洞检测和系统升级管理制度,操作权限管理制度,用户登记制度,信息发布审查、登记、保存、清除和备份制度。依据相关法律法规,对各个系统进行信息安全等级制度划分。建立与完善信息安全管理组织的工作制度与程序,明确信息系统使用与管理人员的岗位职能,对提供与使用的信息可信度及安全负责。

日常进行安全风险故障模拟演练,攻防演练,模拟系统故障、漏洞攻击、网络问题等突发事件,加强工作人员的应急处理能力、故障判断能力、黑客入侵应急处理能力、病毒防护能力,并提供在系统局部瘫痪或全部瘫痪状态下的临时运营处理预案。

权限方面,需要建立健全员工授权管理制度,区分内部人员授权管理制度、外包人员授权管理制度和授权变更管理制度。建立完善记录操作日志,记录一定周期内的行为日志,建立操作系统识别库,对不属于识别库的系统操作行为,给予警报、下调授权等级或中止授权处理。建立健全泄露事件发生后的应急预案,追溯泄露源头,追回泄露数据信息,过程保密处理。

信息安全运维体系方面,加大网络安全系统的资金投入。加强网络信息安全建设的统筹规划,完善相关的规范制度。加大对网络安全建设专业人员的引进和培养。网络信息安全作为医疗卫生系统的重点,内部网络安全专业人员能够更好地把控网络信息的安全风险。

第七章 信息项目全流程管理

信息部门作为行政职能部门中一个特殊的部门，既是技术服务部门，也是管理部门，与信息项目有着密不可分的关系。信息部门所涉及的项目主要包括硬件集成项目和信息系统项目。信息项目对信息部门的日常工作开展有着重要的影响。因此，对信息项目进行全流程管理显得非常重要，从项目立项、招标、启动、实施、监控、验收、维护等各个环节进行管理，贯穿于项目的整个生命周期，保证整个项目顺利高效地完成，提高工作效率，实现精细化管理。

一、信息项目立项管理

信息项目立项是项目开展的第一步，也为信息项目的建设提供了重要的依据。项目建议书是整个项目生命周期中的初始阶段，是可行性研究的依据，只有通过项目建议书之后，才能开展项目的下一步工作。项目建议书主要包括项目的必要性、市场预测、项目产品方案或服务的市场预测、项目建设必需的条件。使用部门根据信息需求，进行需求分析，提出项目建设的必要性和申请依据/理由,开展市场调研并预测最终效果,支持项目建设所需要的条件等。

根据项目建议书,开展可行性研究。基于预见性、公正性、可靠性、科学性等原则,对信息项目的主要内容和配套条件从技术、经济、工程等方面开展调查研究和分析比较,从而明确该项目是否有建设的意义,为项目决策提供科学依据。可行性研究内容一般包括投资必要性、技术可行性、财务可行性、组织可行性、经济可行性、社会可行性、风险因素及对策等。信息项目可行性研究报告可参考附录8。

完成项目可行性研究后,组织专家进行论证,就项目的必要性、可行性、预算评估等各方面进行全面评估,提出合理的建议意见,并出具专家论证意见书,具体模板可参考附录9。

基于项目建议书、项目可行性研究报告及专家论证意见书,将其提交信息化工作与安全委员会进行审批。信息化工作与安全委员会的主要职责之一是组织医院信息化建设规划和设计,负责医院重大信息化项目的可行性分析、技术标准制定和建设方案审核,负责对医院信息化建设项目的方案、规划、流程、功能、验收等环节进行统一管理。若所有委员一致同意通过后,再提交院长办公会或党委会决议。上会前一周提交上会议题申请表,议题提交申请表可参考附录10。

院长办公会或党委会决议通过后的议题,医院办公室下发党委会会议决议执行通知单,完成信息项目的立项,可正常开展信息项目的下一步工作。若无年度预算经费,院长办公会或党委会决议通过此项目建设经费;若有,则按年度预算文件落实。预算申请表可参考附录11。

二、信息项目招标管理

信息项目完成立项后,根据已确认的需求实施采购计划,寻找有实力、有质量保证、有技术能力、有管理水平、服务好、综合能力高的供应商提供产品或服务。采购方可通过网上超市、谈判或招标的方式选择确定满足信息项目需求的合作伙伴,招投标是实施采购的一种常见形式。

根据前期的需求调研和可行性研究,确定招标参数,依据《中华人民共和国招标投标法》编制招标文件,同时起草合同样稿。作为招标人,医院可自行选择招标代理机构,委托其办理招标事宜。其招标流程如下:①采用公开招标方式,发布招标公告,若在公示期间未有三个以上具备承担招标项目的能力、资信良好的特定的法人或者其他组织投标的,则作流标处理;②投标人投标;③开标;④评标;⑤确定中标人;⑥签订合同。

招标文件中主要包含:①采购公告;②投标须知和投标须知附表;③招标项目内容及技术要求;④开标、评标和定标须知;⑤投标文件的有效性;⑥评标办法;⑦合同主要条款;⑧投标文件部分格式。其中,最重要的是招标项目内容及技术要求,即简要说明项目概况,详细提供项目软硬件及服务采购清单,明确项目软硬件产品标准、功能、技术指标要求,提出项目实施、培训、售后服务及其他要求,针对维保类服务,还要有考核要求。其考核内容可参考附录12。

确定招标文件后,针对重大项目,可以邀请有关专家进行论证,论证通过后提交院长办公室或党委会决议。决议通过后,根据下发的党委会会议决议执行通知单,进行采购意向公示。一般采购金额大于50万元的信息项目,需进行采购意向公示。采购意向公开时间应尽量提前,原则上不得晚于采购活动开始前30日公开。采购意向公示30日后,可发布招标公告。自招标文件开始发出之日起至提交投标文件截止之日,最短不得少于20日。在招标文件确定的提交投标文件截止时间的同一时间公开开标。同时,组建评标委员会进行评标,按照招标文件确定的评标标准和方法,对投标文件进行评审和比较,并出具书面评标报告。评标委员会评选出能够最大限度地满足招标文件中规定的各项综合评价标准和能够满足招标文件的实质性要求且投标价格最低的投标人作为中标人,进行中标公示,并发布中标通知书。

在中标通知书发出之日起 30 日内,按照招标文件和中标人的投标文件签订书面合同。招标人和中标人根据信息项目中标结果和投标文件的要求,依据《中华人民共和国民法典》签订采购合同。合同内容基本包括合同金额、技术资料、知识产权、转包或分包、质保期、工期要求、货款支付、税费、质量保证及售后服务、违约责任、不可抗力事件处理、诉讼、合同生效及其他,约定甲乙双方的权利和义务,遵照执行。合同执行付款分阶段进行,第一阶段:在合同生效以及具备实施条件后 15 日内,采购人向中标人支付合同总价的 40% 作为预付款(是否预付款根据招标文件定义执行);第二阶段:项目整体验收合格后 30 日内付至总价的 95%;第三阶段:余款在质保期满后一次性付清。合同付款需凭借合同原件、中标通知书、上会决议执行单、验收意见、科室验收单、发票等材料,申请付款流程。

订立合同的同时,完成保密协议的签订。为切实保障甲方的信息安全,根据有关法律法规,确保乙方为甲方提供信息项目建设相关服务时所涉及的保密信息的安全,约定保密范围、保密责任、违约责任、保密期限等,最大限度保障甲方的权益。

三、信息项目实施管理

签订合同后,按照合同中规定的工期要求,组建项目团队,组织项目启动会。项目团队组成人员主要包括项目经理、项目助理、需求分析工程师、设计工程师、开发工程师、测试工程师、实施工程师、运维工程师等。项目经理必须具有领导能力和管理能力,主导信息项目的各个阶段,包括启动、规划、执行、监督、控制和收尾。中标方授权任命项目经理,组建项目团队后,申请项目开工实施,组织项目启动会,明确项目分工、实施清单、各模块负责人、对应联系人等。项目实施前设计项目实施方案,制订实施计划,按计划开展。项目实施方案从建设目标、人员安排、系统设计、实施计划、进度安排、实施保障、运维管理、培训计划、售后服务计划等方面展开。完备的实施方案有助于信息项目顺利开展,提高完成项目的效率并保证质量。

明确项目范围,是执行信息项目的前提。明确项目边界,防止项目范围扩大而导致的不必要的资源浪费,以免延误工期。项目范围管理主要是通过规划范围管理、收集需求、定义范围、创建 WBS、确认范围和控制范围来实现。其中,最重要的是收集需求,做好需求调研工作。需求是软件项目成功的核心,需求管理贯穿于信息项目的整个过程,而需求可分为业务需求、干系人需求、解决方案需求、过渡需求、项目需求、质量需求等。收集完成信息项目需求后,编写需求分析报告,梳理系统功能,并与使用部门确认,确认无误后方可进行项目实施。为了规范化管理需求,信息中心特制定需求管理制度,信息需求管理基本流程主要包括需求提交、需求分析、需求设计、需求审核、需求开发、需求测试、需求上线、需求变更、需求验收、需求反馈等步骤,需求管理流程如图 7-1 所示。

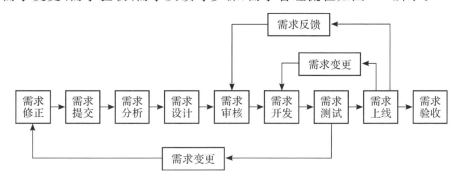

图 7-1 信息项目需求管理流程

在项目实施过程中,为保质保量完成合同内容,高效建设信息项目,可以对项目的各阶段性进展程序进行进度管理并跟踪。根据项目的里程碑事件,制订相应的进度管理计划,可以用项目进度网络图、项目横道图、项目里程碑图等方式更形象更具体地来呈现。项目横道图相对易读,在信息项目进度管理中较为常用。横道图也叫甘特图,横轴表示日期,纵轴表示活动事件,活动持续时间可用从项目开始到结束的水平条形来表示。横道图可以概括性地展示项目中各项工作的进度情况,方便管理者统筹安排,及时调配资源以便及时完成信息项目的建设,见图7-2。

　　信息项目管理受范围、时间、成本和质量的约束,项目成本管理在项目管理中占有重要地位。项目成本管理就是要确保在批准的预算内完成项目的建设。成本贯穿于信息项目的整个生命周期,包括可变成本、固定成本、直接成本、间接成本、机会成本、沉没成本。为了更好地监督项目状态,必须控制成本,若发现实际与计划有差异,则需要更新预算,采取纠正措施,降低风险。只有经过实施整体变更控制过程的批准,才可以增加预算。因此,在整个项目的实施过程中,必须做好项目成本管理,确保项目在已批准的成本预算内保质保量完成。

　　质量是用来衡量一个产品(包括相关的服务)满足用户需求的程度,是产品或服务的生命。质量管理则是通过质量体系中的质量规划、质量保证和质量控制以及质量改进来使其实现所有管理职能的全部活动。项目质量管理就是对整个项目质量进行把控、管理的过程。通常,软件开发项目质量管理会使用成熟度模型来帮助组织改进其过程和系统的框架,包括从产品需求提出、设计、开发、编码、测试、交付运行到产品退役的整个生命周期里各个阶段的各项基本要素。质量管理常用的方法和工具有标杆学习、头脑风暴法、鱼骨图、检查表、流程图、甘特图、排列图、散点图、趋势图等。其中鱼骨图使用最多,鱼骨图是一种由结果找原因的质量分析方法。明确项目实施过程中出现的质量问题,组织有关人员召开质量分析会议,把影响质量问题的原因都列举出来,并找到能解决问题的具体措施,把影响因素按照人、机、料、法、环进行分类,绘制因果分析图。浙大四院信息中心进行 PACS 系统升级项目前的鱼骨图如图 7-3 所示。

　　沟通是人们分享信息、思想和情感的过程,项目的实施可以通过沟通达成共识。项目沟通管理是确保及时、正确地产生、收集、分发、储存和最终处理项目信息所需的过程。在项目的实施过程中,沟通主要渠道

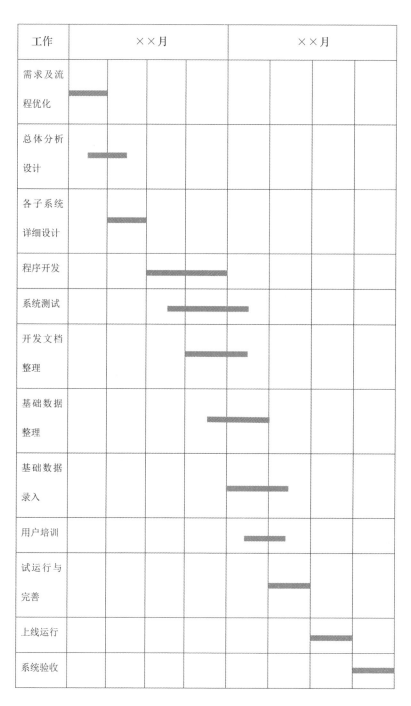

工作	××月				××月		
需求及流程优化							
总体分析设计							
各子系统详细设计							
程序开发							
系统测试							
开发文档整理							
基础数据整理							
基础数据录入							
用户培训							
试运行与完善							
上线运行							
系统验收							

图 7-2 OA 系统实施进度

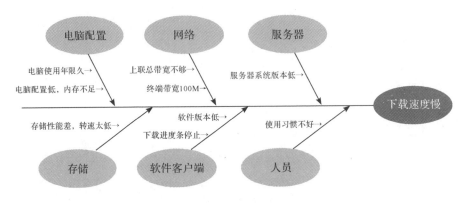

图 7-3　PACS 系统阅片影像下载速度慢分析

可以分为正式和非正式的。正式沟通渠道按照一定的组织原则进行信息的传递与交流，包括传达文件、召开会议等，在不同的组织系统内，通过正式函来传达信息，较严肃，易约束，可以使信息沟通保持权威性。非正式沟通渠道，不受组织监督，可以灵活地适应事态的变化，省略许多繁琐的程序，可以避免正式场合的拘束感和谨慎感。在项目实施过程中，可以使用各种沟通方法在项目干系人之间共享信息，信息中心建立信息管理系统，可以更方便地进行项目干系人之间的沟通。信息管理系统为项目干系人提供了有关项目需求、成本、进度等各方面的信息，包括项目合同、项目预算、项目流程、项目需求、项目设备、项目文档等模块。

在项目实施的过程中，不可避免会出现变更的情况，包括产品范围、项目范围、项目资源、项目进度等方面的变化。项目变更不一定都是消极的，只要做好项目变更管理，也可以使项目的质量、进度和成本的管理更有效，确保项目保质保量完成。根据变更性质可分为重大变更、重要变更和一般变更。而根据变更的迫切性可分为紧急变更和非紧急变更。一旦发生项目变更，则要严格控制项目变更流程，评估变更可能带来的影响。首先要提出变更申请，甲乙双方均有可能产生变更需求，甲方由项目负责人、乙方由项目经理按需提出变更要求，确保提出的项目变更是必需的，是有价值的。变更提出方开展项目变更的技术评估、经济评估以及风险评估，形成变更方案以供评审专家进行决策。经评审专家进行项目变更评估后,形成评审意见,若评审通过,则发出变更通知,进行一系列项目资源的调整并组织实施,明确项目里程碑,完成项目变更实施的过程监督,确保项目按期交付。

在项目的建设过程中以及完成项目建设后,为了使产品尽快上线,确保项目正确交付,还应制定项目测试方案,完成各项测试,尽可能地发现产品中存在的错误和不合理之处,用较低的成本及早发现错误,确保交付高质量的产品。按照项目开发的不同阶段,产品软件测试类型包括单元测试、集成测试、系统测试和验收测试。产品测试的范围包括功能、性能、UI、安全性、兼容性、容量等各方面。选定测试数据,设计测试用例,采用不同的测试方法和策略,对单个模块、多个模块以及整个系统进行正确性验证。完成产品的全部功能测试、系统测试之后,进行最后的交付测试,可以邀请用户或第三方进行,开展易用性测试、兼容性测试、安装测试、文档测试等方面的测试内容。进行各种产品测试后,完成测试方案及测试报告,测试方案可参考附录 13。

对于一个信息项目来说,不管是硬件还是软件,信息安全都是重中之重。项目安全管理一定是针对项目的风险点进行防护的,通过制定安全策略来保护本项目不受威胁。制定安全策略的核心是定方案、定岗、定位、定员、定目标、定制度、定工作流程。信息中心高度重视信息安全问题,为科学应对信息安全突发事件,建立健全信息安全应急机制,有效预防、及时控制和最大限度消除医院信息安全各类突发事件的危害和影响,确保重要计算机信息系统的实体安全、运行安全和数据安全。成立信息化工作与安全委员会,下设信息安全领导小组、信息安全工作小组和信息安全应急小组,制定信息化工作与安全委员会制度,明确工作职责,设定信息安全专员,按照"七定"要求严格开展安全审查,落实好安全管理。按照《计算机信息系统安全保护等级划分准则》建立安全等级保护制度,依据《信息安全等级保护管理办法》的有关规定,浙大四院已获得两个第三级基础支撑系统和面向患者服务系统以及两个第二级门户网站系统和内部办公系统的信息系统安全等级保护测评复评证明。信息安全审计是信息安全保障系统中的一个重要组成部分,是落实系统安全策略的重要机制和手段,通过安全审计,识别与防止计算机网络系统内的攻击行为,追查计算机网络系统内的泄密行为。建立安全审计系统,获取并分析各种记录、日志、报告等信息资源,以如实反映系统安全情况和发生的所有事件。

对信息项目的全过程进行监督管理,采取纠正或预防措施控制项目的实施效果,包括立项、招标、启动、实施、验收等各个环节的监控。由于信息项目开展的过程较为繁杂,因此业主方可以委托监理方代为监管,完成项目全过程监理工作。在项目立项过程中,监理方可协助业主方明确项目总需求、确定项目总目标和项目建设原则。在项目招标阶段,优化招标方案,协助审查招标文件,明确评标标准,协助开展招投标工作。在项目实施阶段,明确项目范围,制订项目实施计划,以控制项目质量、进度、成本为目标,为项目验收打好基础,实现并满足业主方需求。在项目验收阶段,审查完成招标文件和合同的全部内容,通过项目上线试运行,明确是否达到合同规定的所有要求,审查实施方的各种项目文档,协助业主方组织项目验收工作,完成项目的全部建设。

四、信息项目验收管理

在完成项目的全部建设内容后,即可准备发起项目验收申请,组织业主使用方进行系统培训,开展上线试运行工作。根据招标文件和合同的要求,制订项目培训计划,按照培训方案开展系统培训,培训内容主要包括功能、操作、运维、管理等。通过线上和线下相结合、授课和考核相结合、理论和实操相结合的方式开展信息系统培训,培训过程中完成培训签到。

针对不同人员,采取不同的培训方式,安排不同的培训内容,提供不同形式的培训文档,以保证培训质量。完成培训后,项目正式上线试运行,通过试运行发现存在的问题并改进,从而进一步完善项目建设内容,确保项目顺利通过验收。在试运行期间,用户发现问题及时反馈,项目实施方收集问题后及时处理并更新。针对试运行情况进行总结,形成上线试运行报告,具体报告内容可参考附录14。

项目上线试运行至少15—30天,试运行稳定后,使用科室针对系统使用情况,出具用户使用报告,具体报告内容可参考附录15。

完成项目的整个建设工作后,进行项目的全面总结,形成总结报告,报告内容可参考附录16。

按照招标文件和合同的要求,保质保量完成项目建设的全部内容之后,项目承建方准备所有的验收材料,发起项目验收申请。验收是项目采购实施过程中必不可少的一个环节,项目建设方收到信息项目的竣工报告和验收申请后,初步评估通过后应当邀请行业专家,组织验收会议,进一步对项目进行评审。软硬件验收单模板可参考附录17。

验收会议上,项目建设方对项目整体情况进行介绍,承建方按要求演示项目建设内容,评审专家对照项目招标文件和合同要求,查验项目相关的所有验收资料,包括项目建设方案、需求分析报告、概要设计、详细设计、实施台账、测试报告、试运行报告、软硬件交付清单、会议记录、培训记录、用户使用报告、用户操作手册、运行维护方案等。验收专家广泛收集和听取各方面的意见,核实相关信息,做出客观的、实事求是的评价,出具验收意见和建议。验收结论一般分为"通过验收""整改后再验收""不通过验收"。验收意见可参考附录18。

若在验收过程中发现严重问题,达不到项目验收标准时,则不予通过验收,要求项目承建方立即整改,整改完成后重新确定时间组织项目验收。若初次验收过程中发现一般需整改的问题,验收专家可形成初步验收意见,承建方按要求整改完成后,再进行终验。项目验收通过或基本通过且有整改落实措施后,方可正式移交并投入使用。项目验收完成后,则进入日常维护,直至项目建设竣工。

五、信息项目运行维护

信息项目正式上线使用后,其安全稳定运行尤为重要。项目建设方应对系统运行情况进行实时监控,做好日常巡检工作并记录存在问题。在项目维保期内,要求承建方不断完善优化,确保满足业务部门的使用需求。

针对日常运行维护管理工作,信息中心制定了一系列的管理制度,以规范操作流程,包括需求管理制度、故障维修制度及故障应急预案等。业务部门在使用过程中,针对存在的问题、故障隐患、功能完善等,通过信息需求申请流程、信息故障报修流程等途径提交至信息中心,信息中心通过审核后完成对现有问题的改进,功能得到不断优化。所有需求和故障均记录在信息中心管理平台内,相应负责人落实需求分析、需求安排、需求测试、操作培训等一系列流程,实现需求和故障的全过程监督管理。

在项目日常运行过程中,项目负责人还应做好日常运维管理工作,记录巡检日志,不断提升运行性能,消除安全隐患。信息中心制定了数据库安全管理制度、计算机及网络安全管理制度、信息安全预案等制度,以切实保障系统安全稳定运行,做到及早发现、及时解决。所有巡检日志全部记录在信息中心管理平台中,有理可依,有据可查。

按照招标文件和合同的要求,做好日常运行维护的同时,还要按季度做好巡检,形成运维报告,确保系统的稳定运行,详见附录19。

六、信息项目文档管理

从项目立项、招标、启动、实施到验收的全部过程中,对活动、需求、过程及结果进行描述、定义、规定、报告或认证的任何书面或图示的信息，要记录并存档，形成纸质文档或电子文档，以便查阅。

为了更好地进行信息项目文档管理，信息中心建立相应的文档管理规范、文档借阅记录登记要求、文档使用权限控制规则等。针对信息项目的建设全过程，可将文档类型分为综合文档、技术文档、实施过程文档和用户使用手册等。其中，综合文档包括合同、招标文件、项目建设方案、项目总结报告（含项目概述、内容、开发实施情况、进度、遇到的问题及解决结果、经费投入、应用情况、经济社会效益等）、设备及软件交付清单、会议记录及培训文档。技术文档又有软硬件之分，软件类文档包括项目计划书（包含项目建设内容、进度计划、人员计划、沟通计划、风险计划、质量保障计划、培训及售后服务方案等）、项目实施方案（包含系统整体架构、开发计划书、数据迁移或部署计划、系统上线计划及试运行计划，可与《项目计划书》合并）、需求分析报告、系统概要设计、系统详细设计（含数据库设计、接口规范、字段表）、测试报告（含测试大纲、测试用例、测试结论）、试运行报告、用户使用报告。硬件集成类文档相对简单，包括：项目计划书（包含项目建设内容、进度计划、人员计划、实施计划、培训及售后服务方案等）；项目集成方案（如主机、网络、存储、安全、容灾、拓扑等具体实施内容），可与《项目计划书》合并；设备或系统签收记录；设备安装、集成、调试记录；各类系统软件、硬件、材料的到货验收清单（包括有效的质保证明材料）；用户使用报告。实施过程文档包括实施台账、实施进度报表、实施总结报告、监理文档（若有监理）等。用户使用手册包括软硬件配置清单、用户操作手册、程序维护手册、安装实施配置手册等。

信息项目的所有相关文档按要求整理汇总，生成文档目录后装订成册，提交信息中心专人负责保管存档。其中，若涉及多方部门签字的，务必签字（或盖章），并将纸质版和扫描的电子版一并提交信息中心归档。信息项目文档汇总清单（含软硬件）模板可参考附录20。

同时，信息项目的所有相关文档同步上传至信息中心管理平台，设置文档查阅权限,不同人员可查阅不同级别的项目文档,主任级和管理员拥有最高权限,可查看并调阅所有相关的信息项目文档。所有查看调阅操作均通过日志记录,要求所有人员务必做到文件保密,不泄漏敏感信息,并签署保密协议。

第八章　信息需求分析方法

医院业务发展和精细化管理，对于医院信息系统建设和信息需求的管理尤其重要，为做好全院范围软件需求管理，保证医院信息系统规划设计和开发实施工作的可行性、必要性、合理性、及时性和有效性，特制定《软件需求管理制度》，全院范围各个部门/科室都要严格执行，以保障医院信息系统的稳定可靠运行，又能更好地支撑医院业务发展。

一、信息需求申请流程

所谓软件需求，主要是指用户解决问题或达到目标所需条件或权能，也指系统或系统部件要满足合同、标准、规范或其他正式规定文档所需具有的条件或权能，以及反映上述所属条件或权能的文档说明。软件需求管理基本流程主要包括需求提交、需求分析、需求设计、需求审核、需求开发、需求测试、需求变更、需求上线运行、需求验收确认和需求反馈等步骤。

医院各职能部门/临床科室如对信息系统有软件需求，需填写信息需求申请表流程，明确信息系统名称和详细描述需求内容，经临床科室主任、护理单元护士长或行政职能部门长等审核签字后，如需提交医务部门或护理部门等相关职能部门，则要进一步审批，最后提交到信息部门。

临床科室、护理单位以及相关职能部门审核过程中，应在充分考虑符合法律法规、制度流程、医疗质量和效率、医院管理思路和规划等因素的前提下，对信息需求进行合理性和必要性论证。

信息部门相关软件负责人受理各部门/科室对信息系统提出的软件需求建议并与其有效沟通，深入一线调研需求背景，了解需求的合理性和必要性，对需求进行技术分析和设计，主要包括需求类型、需求优先级、预期完成时间、实现可行性和所需资源投入等，形成规范的软件需求申请，录入信息中心管理系统中，各部门/科室提交的原始需求资料作为附件备案。

经信息需求专项小组例会讨论分析并及时对提交申请的信息需求进行审核，若有涉及跨科室或多部门协调的需求则需要多部门协商，信息需求专项小组邀请相关部门召开协调会讨论确定。对审核通过的信息需求进行任务分派，提交给软件开发小组进行任务开发。信息部门全程监控信息需求开发进度，及时追加处理进度信息，进行进度设置，并开放公众查询平台让相关部门/科室及时了解进度情况。

软件开发小组一旦接收到信息需求，及时做出设计方案和开发实施计划，组织软件开发人员进行设计开发。在开发过程中，软件开发小组负责人及时追踪需求开发进度，与信息需求提出负责人时刻保持沟通，及时汇报进度情况、存在问题和解决方案，使之高效、高质量地完成开发。

软件开发小组完成开发实施后，相关信息系统负责人针对信息需求进行测试，需满足局部小范围测试与故障可回退等要求，相关信息系统负责人跟踪软件测试、使用中存在的问题并对问题进一步分析和报告，及时解决问题。

　　软件开发小组负责人在确认信息系统改造需求符合更新发布条件后,必须做好信息系统在用版本的备份工作,支持版本回退,填写信息需求发布日志,方可进行信息系统发布实施。

　　信息部门对软件开发小组和软件运维小组等相关团队在软件需求分析、需求设计、需求开发、需求测试、需求变更和需求上线运行等流程中产生的各种文档进行收集整理并归档,对已更新发布实施的信息需求进度在信息中心管理系统中进行进度更新,及时公布信息需求处理进度。

　　信息部门将定期考核评价项目组工作情况和进度,及时汇报分管院长和医院信息化工作委员会,达到高效、安全、高质量地完成医院信息化目标。

二、信息需求分析方法

　　挖掘用户需求。需求分析,就是挖掘和提炼用户需求,解决用户痛点问题,即找到用户需求,并把用户需求转为产品需求(解决方案)的过程。需求分析的第一步是挖掘用户需求,明确用户是谁,搞清楚用户需求的使用场景在哪里,来解决什么问题。可以采用定性调研分析和定量调研分析两种分析方法挖掘用户需求。定性调研分析输出的结果应当是用户画像,即用户是一群什么样的人,他们有什么喜好,会在什么场景下使用我们的产品和服务。因此,定性调研需要鼓励用户多讲述,深度追问。定量调研分析输出的是用户需求优先级。因此,定量调研时要避免对用户主动引导,尽可能让客户清晰客观描述,以洞察客户需求的优先级。

　　以用户故事描述产品需求。收集到用户需求后,就要将用户需求转化为产品需求,有效连接产品团队、研发团队以及测试团队。用户故事是敏捷开发中用以描述需求的常用表达方式,它强调以客户为中心的对话,有助于团队将重点从撰写需求转移到讨论和了解产品需求的价值上,同时大大减少编写详尽需求文档的时间。用户故事＝用户＋故事＝人＋故＋事,提炼出来三要素就是 who、why、what。从需求角度描述就是一个用来确认用户和用户需求的简短描述。可以通过"预估故事点"来衡量工作量,使用经典估算方法——斐波拉契数列来进行故事点预估,通过下拉选择即可快速完成预估。

梳理产品需求并验证。做完产品需求洞察以及分析之后,我们还需要将产品需求梳理规划成具体的产品功能,然后从其中筛选出用以测试的 MVP(最小可行化产品),进行再次验证。完成所有的用户调研、需求分析、MVP 验证,就可以验证需求的靠谱程度,可以准备正式研发。为了提高产品团队和研发团队的协作效率,还需要将需求可视化展现给团队并做好需求管理。

搭建工作流,可视化管理需求。可视化和结构化地管理需求,及时同步需求池,公示整体排期计划,减少因信息不对称引起的变更。一旦发现有变更风险,要及时应对,避免风险堆积。在项目管理工具中创建需求工作项类型,进行需求池管理。录入需求单,包含完整的描述、产品文档、原型等后续研发过程中需要参考的资料,方便进行评审以及后续研发过程的流转。

三、信息需求分析案例

我们以"把医共体内那些应下转的'两慢病'患者下转到基层医院去"信息需求分析为例,重点讲解信息需求分析过程。

(一)理解需求背景

我国"两慢病"(高血压、糖尿病)患者人群基数很大,其中很大一部分患者长期处于稳定阶段,只要按时服药、定期随访即可正常生活。这部分人群的主要就医诉求是获得相应的慢病药品和指导,在基层社区医院即可得到满足,无须挤占大医院的医疗资源。慢病人群的基层就诊率与管理率也一直是各级卫生部门的关注焦点。

为实现上下级医院对"两慢病"人群的联动管理,卫生部门制定了双向转诊的具体指导政策。在实际应用中,基层医院向大医院的"上转诊"使用较多,上级医院对于稳定期患者向基层医院"下转诊"的情况较少。这就导致许多本应在基层医院就诊的"两慢病"患者一直在大医院就诊,造成一定程度的医疗资源浪费。

基于此大背景,某县域卫生健康局希望依托"健康大脑"体系,在本地医共体内找到那些应下转的"两慢病"人群并进行管理,将这部分患者尽可能转移至基层就诊,并在大医院和基层医院两端给出相应的考核及激励政策。

(二)拆解需求

在仔细解读后我们发现这里包含了两个任务:一是找到这些在大医院就诊的"两慢病"患者;二是把他们"转"下去。从逻辑上看就是先找到人,然后把人下转。

1."找人"任务

首先,这些人有什么特征?应该是符合政策下转条件的人群。我们从相应文件中找到了关于下转的标准,以高血压为例:①住院病人血压监测至少 2 次/日,出院前两天血压达标率≥70%;门诊患者调整血压后非同日复诊两次血压达标,或随机测血压两次均达标(达标是指测血压在 140/90mmHg 以下,65 岁及以上人群在 150/90mmHg 以下)。②治疗方案已确定(经二级以上医院确诊,制定合理降压方案,患者血压稳定)。③高血压及伴随临床疾患已控制稳定者(如高血压合并心力衰竭,心力衰竭症状明显改善,血压控制在 130/80mmHg 以下)。④患者及家属要求转至下级医院的(在与患者家属积极沟通患者病情后,告知相关风险,患者及家属仍要求转出)。

我们可从上述标准中提取关键信息,梳理如下:①正常血压:65 周岁以下,血压<140/90mmHg;65周岁以上,血压<150/90mmHg。②住院患者,取出院日前两天的血压记录,需要70%的记录符合标准。③门诊患者,有不同日的两次血压记录符合标准。④高血压合并症(心力衰竭只是一种,需要进一步明确哪些伴随疾病),血压<130/80mmHg。

其次,这些指标从哪里提取?一般而言,门诊患者的血压记录或描述,大部分以非结构化的形式分布在门诊病历文书当中,想要正确提取就需要用到NLP之类的技术;住院患者的血压记录,一般从护理记录中提取,这些数据大部分已经结构化了;高血压的相关合并症,从出院诊断中提取就可以了。有了这些,剩下的拿数据、写代码的事就可以交给项目和开发部门。

最后,找多少时间范围内的人群?慢病患者基本上每个月都需要配药,根据服药周期,最长是3个月需要配一次药,那么基本上把时间锁定在半年内就可以了。

当然,整理好这些内容后,还需要与甲方做进一步的确认和细化。如果指望不做这些拆解,直接从甲方那里得到对应的解释,是很难的。

2."如何下转"任务

"找人"这个任务,对于有一定经验的产品经理而言并不难,如何"转"下去才真正考验流程设计的能力。

假设通过数据,我们找到了100个门诊患者和30个住院患者符合下转条件。

首先分析"下转"这个任务有多少个角色参与其中,至少包括患者、大医院的医生、基层社区的全科医生或家庭医生。其次梳理这些角色的任务。患者:被服务对象。大医院的医生:下转的发起方。家庭医生:下转的接收方。经过以上分析与梳理,流程的发起点就清晰了,是在大医院。

此时需注意的是,大医院一般都有双向转诊办这一部门的存在。那么下转这个操作就存在两个可能的发起点:一是由转诊办发起,二是由就诊医生发起。这时需要代入场景进行分析。通过数据标签筛选出来的这些患者,此时他们并不在医院现场,标记他们"应下转"的行为也只是上一次在大医院进行了"两慢病"的就诊。如果通过双向转诊办去通知患者,"非现场"的通知效果可能不佳,而且患者可能存在不愿或不能下转的客观原因,这种方式容易遭到患者拒绝。因此双向转诊办这个发起点并不是很合适。

既然定义"应下转"这个行为,实际发生的时间节点是患者在大医院就诊"两慢病"时,那么在这些患者下一次到医院就诊时,对接诊医生进行提醒,是不是就可以成功起到触达效果呢?

在这个逻辑下,流程的发起点就成了"患者下一次就诊"这个动作。当患者有到大医院挂"两慢病"相关科室号这个动作时,查看该患者是否在"应下转"的数据库中,如果存在,则在诊间打上标记,在接诊时提醒医生该患者应该下转。

触发"应下转"这个动作明确后,接下来就可以定义医生需要做哪些动作。我们设计了几个动作,与甲方确认并得到了肯定:①下转动作如果在 HIS 诊间系统做,势必需要 HIS 系统增设页面,且属于非 HIS 的业务流程范围,因此我们设计仅在 HIS 系统中进行提醒和标记,下转动作在医生手机的移动医生端 App 进行,这里能够实时看到医生本人当日就诊的患者。②当患者有可能存在不应下转的情况时,需要填写理由,其中常见情况可以作为固定选项,便于管理部门统计分析。

大医院医生触发下转动作后,接下来社区的家庭医生会接收到这条下转信息,及时跟进"两慢病"患者的管理,这本身就属于家庭医生的工作范围。此时在移动家庭医生端 App 可以收到下转任务消息,家庭医生查看被下转的患者相关信息即可。至于发给哪个家庭医生,"健康大脑"可以拿到患者的签约信息,发给对应的家庭医生。如果患者还没有签约,可以根据患者居住地提醒当地社区的家庭医生及时签约。

在患者端,当确认下转后,系统自动发送下转相关信息,包括找谁签约、服务,社区能够提供哪些"两慢病"管理工作,以及在社区管理的好处,等等,总体上以宣教信息为主。

通过上述需求分析，流程基本就串联上了，接下来是具体的产品设计。

（三）产品设计

在设计具体功能页面前，可先通过流程图的形式进行完整输出。剩下的工作就是交由各端具体的产品经理画原型、设计交互。有了前面的梳理，这一步的工作就很清晰了，具体不再展开。最终的输出物为产品稿、串联图，这些都需要与甲方确认后再进入开发阶段。

（四）持续提升产品价值：用户获得感

一般来说，一个产品完成开发上线，产品经理到此就完成了任务。但实际上，产品的高使用率和用户良好的使用感，才是甲方期望得到的产品效果。

在这个产品的3个角色中，无论是大医院还是基层医院的医生，由于身处医共体内，完全可以通过行政命令加激励的措施来推动执行"下转"政策。驱动患者端参与，是流程能够跑起来的重点。如果服务体验不好，本来已经下转的患者又会重返大医院就诊，并且可能拒绝下转，整个流程就朝着逆向循环发展。保证产品体验始终朝着正向循环的方向走，则要特别强调用户的获得感。

这里再次拿出俞军的产品方法论：产品价值＝新体验－旧体验－替换成本。旧体验是在大医院看"两慢病"，以高血压来说，患者只需量血压、配药，但全过程需要提前预约挂号、前往医院、排队就诊缴费取药、回家。新体验是在社区医院看"两慢病"，通过政策支持后，比起大医院有以下几个优势：第一，报销比例比大医院高。第二，药品品种齐全，当地还给出政策，社区医院药品可以突破"一品双规"限制，做到"大医院有的我有、大医院没有的我也有"，且还支持3个月的长处方。第三，社区医院离家近，不需要预约挂号，基本不排队，随到随诊。

以上这些，可以通过患者宣教，包括C端的各类推送完成，向患者普及社区就诊的优势。但在此基础上，我们通过信息化手段还可以对以下方面进行优化。

第一,按照国家对"两慢病"管理的指南构建相应的管理路径,将每位进入社区管理的"两慢病"患者都纳入路径管理。其中包括定期推送科普内容和健康生活指导,同时提醒患者每天按时测量血压记录并上传,家庭医生能够看到这些记录并给出建议。在随访节点上提醒家庭医生主动随访。

第二,通过患者的用药记录,在患者即将需要再次配药时主动提醒患者,如果患者没有响应,系统还会推送给家庭医生提醒其关注。

第三,在患者录入异常值的血压记录后,系统自动向家庭医生派送随访任务,并给出上转通道,由家庭医生主动联系患者并为其预约上级医院的就诊。

通过新体验的放大,替换成本就比较小了,关键点在于用户对社区医院水平的认知,以及就医习惯的改变。此时可以通过展示社区医生风采之类的形式,提升社区医院的形象和专业度,再加上"家—全—专"联动机制的保障,组建医生团队进一步提升患者留在基层就诊的信心。

当然,用户获得感不是一蹴而就的,在真正落地过程中还需要不断监测用户行为和反馈,不断提出产品优化的方向和建议。

第九章 信息故障解决方法

由于医院业务需要持续不间断的服务，这对医院信息系统稳定可靠运行提出了更高的要求。为了有效地管理和使用医院的软件、硬件和网络等重要的信息资产，减少因信息故障导致的医疗业务中断，保障医院信息系统的稳定运行，浙大四院制定《终端、网络和软件故障维修制度》，以保障医院信息系统的稳定可靠运行，以及信息故障发生后的快速处置，更好地支撑医院业务发展。

一、信息故障申报流程

信息部门的大门入口处设有服务前台以及客服中心，外部人员可以来此咨询信息类问题。此外，还设有 24 小时客户服务电话，凡是信息类问题或故障问题均可通过该客服电话咨询或申报。信息中心管理系统故障管理模块接收到电话故障申报登记和通过钉钉等移动方式的故障申报登记后，统一进入系统管理。根据工作职责分工，故障管理模块会将各类信息故障问题通过钉钉的消息机制自动派单到各个负责人手机端,由相应工作人员进行接单和处置,终端类设备故障一般第一时间派工程师到现场处置,软件系统故障主要通过后台处理和远程处理,故障问题、接单工程师、联系号码等相关信息通过短信同步发送给故障申报人员。工作人员解决问题后需要进行该故障问题的简单答复,同步发送短信到故障申报人员手机端,并且给予满意度评价。

各职能部门/临床科室所有员工均可直接拨打 24 小时信息客服电话或者通过手机钉钉端进行故障申报,提供必要的故障发生地点、故障联系人、故障大概描述等必要信息,如果是软件系统故障则提供远程访问IP 地址(为了便于查看,我们在大部分信息系统的界面底部提供了登录科室名称、登录人员姓名和当前电脑 IP 地址等关键信息),等待信息部门指派工程师到现场或者远程进行处置。

信息部门终端运维工程师按照手机钉钉端进行抢单服务,客服人员也可直接派单,特别是终端运维类故障以抢单为主,软件故障以直接派单为主,因为每个软件系统事前已经确定 A/B/备岗机制。同时,客服人员和具体接单人员由于特殊原因也可以转派单给其他人员,利用一定的机制做好信息故障派发任务,确保运维工程师及时获得相关信息故障并且第一时间有专人负责处置。

二、信息故障解决方法

常见信息故障主要包括硬件故障和软件故障,这两类故障需采用不同的运维解决方法。

硬件故障的主要对象是各类终端设备(办公电脑、笔记本、打印机和掌上电脑等)、网络设备、数据中心设备和机房设备等,通常出现故障的部件是主板、CPU、内存、存储器、I/O、电源和风扇等。常用检查方法有:① 检查硬件设备指示灯。一般硬件设备面板具有几个指示灯。这些指示灯可以直观反映硬件设备的故障现象,比如绿灯代表正常、黄灯代表警告、红灯代表故障等，当然各个硬件设备厂家的指示灯具体代表什么意思需要查询厂家原始文档说明书才能明确。一般情况下如果发现黄灯和红灯，需要立即关注，很可能已经出现隐患或者已经发生了故障。② 通过操作系统层面查看硬件设备状态。比如 Windows 操作系统的设备管理器，可以看到各种硬件设备的情况，同时，也可以通过 Windows 日志来查看操作系统收到了哪些报错信息，从而判断定位问题出在哪里。③ 通过硬件设备提供的管理接口来诊断。比如，服务器的 IPMI 管理接口（每个厂家都有微电脑做硬件管理，但每个厂家接口可能不同，比如HP 的 ILO 口），通过笔记本线缆连接登录该接口可查看硬件设备状态，会非常直观地反映出硬件设备是否存在故障。④ 硬件设备部件替换法。将初步判断有故障的硬件设备部件用新的部件进行替换，比如电脑主板发出报警声音，初步判断是内存故障，可以先清理内存或者用全新的内存替换，再重新启动电脑查看是否正常。也可以采用最小系统替换判断法，即保留硬件设备开机最少需要的硬件，再逐步增加需要的硬件设备部件进行测试。

软件故障主要对象是各类信息系统，包括 HIS、EMR、HIP、PACS、LIS、HRP 等信息系统和各类接口服务等，三级甲等综合性医院一般具有上百套信息系统和几百个接口服务，通常出现故障主要是运行环境（操作系统、运行容器等）、数据库、应用程序和接口服务等。常用检查方法有：① 日志判断。通过撰写日志记录功能收集各类日志信息，软件系统运行过程中的异常都会被完整记录在日志中，再根据异常日志信息来判断软件系统出现故障的原因。② 系统漏洞或 BUG。漏洞会带来黑客攻击、病毒的侵害或操作异常。BUG 会导致程序崩溃或者产生异常数据。通常采用排除病毒和攻击行为方法找出漏洞；采用 BUG 检测方法，信息系统异常退出、崩溃或者死循环导致未响应，可以判断信息系统本身有 BUG 问题，此时需要修正信息系统的 BUG 问题。

除了做好信息故障的日常解决方法，各种防范手段也非常重要，比如以下措施。

终端类设备、网络接入层设备和服务器等常用硬件设备,是数量较大、出现故障概率较高的硬件设备。可采取备件管理措施,在信息部门仓库中存储备用设备,以备不时之需,当发生常用硬件设备故障时可及时拿出来替换故障设备,缩短故障影响时间。

网络汇聚层和核心层、服务器、存储等关键硬件设备,是数据不多但出现故障影响较大的硬件设备。可采用硬件冗余模式,发生单设备故障时确保不影响医疗业务的开展,提供单节点硬件设备运行模式,以便有时间修复故障设备。

关键软件系统的核心数据库采用 RAC 或者备份机制,特别是 HIS、EMR、HIP、PACS 和 LIS 等,确保当软件系统核心数据库在某台硬件设备上发生故障时,另外一台设备上的核心数据库能够完全支撑高峰期临床业务。

软件系统的应用程序采用虚拟化服务器或者超融合服务器部署,增强应用服务器的稳定性和健壮性。同时,做好虚拟化服务器 CDP 备份,在软件系统宕机时可快速恢复。

涉及硬件设备、网络问题、数据库、大范围软件宕机等重大信息故障,信息部门需要组织专项改进小组进行本次故障的专题讨论,由信息故障事件牵头人撰写事故分析报告,提出有针对性的改进措施并进一步完善,以使类似信息故障问题不再发生。

三、信息故障解决案例

以医院信息系统宕机事件为例,详细分析信息故障解决的过程与方法。

(一)事件过程

某天后半夜,信息部门接到大量信息故障申报电话,初步判断是核心数据库出现了问题。信息部门马上安排相关工程师远程检查,数据库工程师发现数据库服务器存储盘不一致，且一直刷新，怀疑为存储故障。存储工程师现场检查存储、存储网关和光纤交换机，发现所有设备均无报错。数据库工程师尝试重新启动数据库失败，发现集群 ASM 服务一直无法启动。此时，无法判断到底是 Oracle 软件故障还是存储硬件故障，排查陷入僵局。因故障具体原因无法定位，而且涉及存储设备的磁盘重组具有较大风险，需要一定时间处置，关键是 Oracle 数据库根本无法运行，同时医院业务停顿状态下各方均在催促尽快恢复业务。基于当时情况，信息部门决定启用本地备份数据库。本地备份数据库的启用比较快速，切换完成后，陆续有用户连接到数据库，但部分用户仍出现登录报错"您没有权限使用本系统"，普遍反馈核心系统速度较慢。检查认为磁盘性能不足，该系统主要用于备份数据，与其他业务系统共享存储资源，可能存在资源挤占情况，于是信息部门再次决定切换至电信容灾机房。异地容灾数据库的启用也比较快速，切换完成后，陆续有用户连接到数据库，均正常运行。时间到达上午高峰期时，核心数据库负载突破上限，用户连接数 7000 多，CPU 和内存负载 100％，出现核心系统大面积使用卡顿情况。判断设备资源严重不足，紧急调配内存资源进行临时增加，增加硬件资源后核心系统运行稳定。同时，另一批工程师负责修复 RAC 核心节点问题，待解决问题后，进行了数据反向同步，当天晚上进行停机切换，主业务恢复到 RAC 节点运行，信息故障完全解决。

（二）具体原因分析

Oracle RAC 集群两节点实例未能正常启动，手动启动数据库实例也未能正常运行。进一步检查后发现是 ASM 实例崩溃导致数据库实例无法运行，ASM 数据库日志中 FRA 磁盘组出现报错（见图 9-1）。

（三）具体改进措施

安装补丁操作，如图 9-2 所示。

卸载 FRA 磁盘组操作，如图 9-3 所示。

重新启动 RAC 节点和 Oracle 数据库，数据库访问正常，验证数据完

Use ADRCI or Support Workbench to package the incident.
See Note 411.1 at My Oracle Support for error and packaging details.
Errors in file <ASM Trace Directory>/+ASM3_ora_2283.trc (incident=563):
ORA-00600: internal error code, arguments: [kfdAuDealloc2], [187], [603], [28], [], [], [], [], [], [], [], []
ORA-00600: internal error code, arguments: [17090], [], [], [], [], [], [], [], [], [], [], []
Incident details in: <ASM Trace Directory>/+ASM3_ora_2283_i563.trc
Use ADRCI or Support Workbench to package the incident.
See Note 411.1 at My Oracle Support for error and packaging details.
ERROR: An unrecoverable error has been identified in ASM metadata. The instance will be taken down.
....

This fatal assert brought down ASM instances on all nodes. After ASM instances restarted, the problem diskgroup got auto-mounted. Then RBAL process detected the corruptions again during COD recovery rollback, which triggered the fatal assert and crashed ASM instances again. This cycle repeated many times on all nodes until the problem diskgroup was manually dropped by the customer.

（a）

CAUSE

The bug fix of bug 14467061 was already in place, so the corruptions were not caused by this bug or its related bugs.

The cause of the corruption was found to be some lost writes in the storage layer.

However, the corruptions were only on one diskgroup, so it's expected that only the problem diskgroup should be dismounted and ASM instances should NOT have crashed.

SOLUTION

Some specifc types of diskgroup corruption could trigger fatal asserts that could crash ASM instances on all nodes. This would cause all ASM instances and other healthy diskgroups unusable.

The following bug fix can prevent ASM instances from crashing AFTER diskgroup corruptions are detected and fatal assert is hit. With this bug fix, only the corrupted diskgroups would be forcibly dismounted, so ASM instances can stay online to service the other healthy diskgroups.

Bug 11814376 - FORCE DISMOUNT AFFECTED DISKGROUP ON METADATA CORRUPTION INSTEAD OF CRASHING

A backport patch can be requested for 11.2.0.3 and above. The bug is fixed in 12.1.0.2 and 12.2

Please note that the cause of the diskroup corruptions would NOT be triggered by this bug. Root causes of diskgroup corruption usually are results of lost writes in OS/storage layer. This bug fix is to help reducing the impact caused by some diskgroup corruptions and make our recovery more robust when we encounter this type of corruption.

（b）

图 9-1　Oracle 数据库报错

Gird 用户:

Shell> sqlplus / as sysasm

SQL> ALTER DISKGROUP FRA DISMOUNT force;

SQL> drop diskgroup FRA including contents;

图 9-2　安装补丁操作

```
节 点 1:

Gird 用户

Shell> /u01/app/11.2.0/grid/OPatch/opatch apply -oh /u01/app/11.2.0/grid-

local   /mnt/11814376

Oracle 用户

Shell>  /u01/app/oracle/product/11.2.0/dbhome_1/OPatch/opatch apply  -

oh/u01/app/oracle/product/11.2.0/dbhome_1 -local /mnt/11814376

节 点 2 同 上
```

图 9-3　卸载 FRA 磁盘组操作

全同步,正式切换完成。

第二天晚上针对两台 RAC 节点服务器、备份服务器和容灾服务器均增加了内存容量,备份服务器和容灾服务器增加了 SSD 固态磁盘,提升访问速度。

(四)进一步分析思考

1. 应急准备管理问题

(1)容灾系统建成后,在 2021 年 4 月进行过一次真实环境容灾切换演练,演练时间为晚上 6 点,当时演练成功且显示负载较低,但因害怕风险,未在早上高峰时间进行过实际演练。

(2)从容灾系统切换至主系统,只在演练环境下做过,真实环境下只有书面方案及讨论推演,未真实操作过,未能准确评估恢复所需时间,恢复步骤也需要现场调整。

(3)2019 年数据库 RAC 建成时测试过单节点承载所有业务正常,但2020 年、2021 年未进行类似测试,没能准确评估软件系统改造后对服务器的负载情况影响。

(4)应急决策存在缺陷,不够全面,也未能提早预判。早上 6 点在明知单台设备性能负载压力可能较大的情况下,未提早对设备进行性能升级,评估为容灾系统可以扛过早高峰时间,存在侥幸心理。

(5)数据库维护公司的维护方案不够明确。应书面确认维护人员清单、联系方式、人员及设备调度、时效要求、质量要求等。本次事故中人力资源调配不合理。虽然公司马上组建了故障处理专家组,但现场只有1名数据库工程师,其无法同时完成运维保障及数据库修复两项工作,且可能因压力、长时间未休息等原因造成失误。事后分析认为,类似问题应至少马上安排两名数据库工程师。

(6)对整体的数据库应急考虑不足,数据库故障修复的应急预案过于简单。对人员、设备、方案等的调度、安排没有事前全面考虑。与其他行政科室间的沟通、协作没有规范化、体系化,依赖每个科室自发地维持业务、维护秩序、进行善后等工作。

2.HIS及电子病历系统问题

(1)HIS及电子病历系统采用 NET 开发和运行环境,整体运行效率较低,系统架构已经比较老旧了,针对运行效率所做的优化不足,过于依赖硬件性能,这种模式不具备可持续性。

(2)HIS及电子病历系统近4年的需求有4300多个,各类外部应用、检查点、功能非常多,软件对设备性能要求也越来越高。同时,过多的需求导致程序员工作量较大,代码质量下降,医护人员抱怨也较多。

(3)医院信息科在软件研发方面人员和能力不足,工程师也比较缺乏安全意识。

3.基础设施性能问题

(1)本次故障数据库建成于2019年,建成时单节点可以较低负载承载所有业务,但未能科学评估随着业务量增长和软件复杂度提高带来的设备负载急剧增长(虽然这很难评估,很多时候依赖实际环境测试)。从事故表象来说是设备性能不足,但更深层次的原因包括采购决策、软件运行效率、日常运维、定期测试等方方面面。

(2)本地备份服务器所用存储已经使用4年多,设备较旧且与其他业务系统共享,性能已经不足,当时的备份方案不够科学,也未能及时发现问题。

(3)电信机房容灾系统的单台服务器配置与主数据库一致,但错误地按照以往经验认为单台设备可以承载全部业务,应定期进行高负荷压力性测试。

(4)本次事故之外,其他的设备也存在老旧且性能较低问题。主要表现在:①设备老旧且性能较低。网络、虚拟化平台等系统已经使用8年。虚拟机存储系统普遍已经使用了4年以上,且多为机械硬盘,目前主流为固态硬盘,性能为机械硬盘数十倍。②架构不合理。部分主要设备为2013年建院之初采购,沿用至今。以现在的眼光来看,这些设备在日常管理、安全性上是不够的,需要重新设计和替换。③机房环境。信息科的机房建于2013年,建设标准较低,与现在其他各类三甲医院存在极大差距。而目前计划建设的新机房,还需要至少两年时间才能建成。

第十章　做好灾害脆弱性分析及应对

凡事预则立，不预则废，信息系统宕机虽难以避免，但是前期做好灾害脆弱性分析（hazard vulnerability analysis，简称 HVA）是能够大幅度减少信息系统宕机事件发生的。依据近三年医院灾害脆弱性分析风险评估结果和风险因素名次排序，信息系统宕机被列为所有风险事件排名前五以内的高风险事件。因此，信息部门需要对信息系统的整体情况进行综合评估，对软件、硬件、网络、机房和人员等进行风险评估，对于风险系数较高的信息系统，制订风险管控计划并有效执行，降低信息故障发生的可能性，提高对信息故障的预先准备程度，确保医疗业务能够安全和有序地开展，保障医院的正常运行，以此降低信息系统宕机的风险和危害程度，达到风险管控的目标。

一、灾害脆弱性分析

灾害脆弱性分析的目的是不发生长时间大范围信息系统宕机，以及信息系统长时间宕机情况下，可确保医疗业务安全和有序地开展。

灾害脆弱性分析主要包括资产识别、风险评估、管控方案、持续改进和数据监测等5个方面，如图10-1所示。本部分将对灾害脆弱性涉及的资产识别和风险评估进行重点介绍。

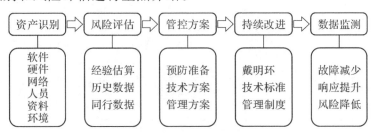

图10-1　灾害脆弱性分析

（1）资产识别：信息化资产主要包括软件、硬件、网络、人员、资料和环境等6类，主要资产清单如表10-1所示，包括但不限于此。

表10-1　信息化资产清单

软件系统	硬件	网络系统	人员	资料	环境
HIP集成平台	服务器	有线网络	外包人员	服务器权限	网络病毒
HIS系统	存储设备	无线网络	驻场工程师	病历权限	漏水
PACS系统	数据库	防火墙	短期项目人员	项目资料	门禁
LIS系统	自助机	网闸	信息科员工	远程接入权限	火灾
急诊系统	叫号系统	上网行为管理	医院员工	数据库权限	机房管理
收费系统	安全设备			运营数据	弱电井管理
公众号	冗灾系统			医疗数据	线路管理
软件版本管理	操作系统				
大数据平台					

（2）风险评估：主要采用HVA评估法。根据每项风险事件的评分，计算风险事件的危害相关风险积分的方法如下：

风险积分＝发生频率（F）×事故严重性（S）×应急准备程度（P）

风险事件的发生频率参考表10-2。

表 10-2　风险事件的发生频率

危害发生频率	评分	发生频率
平均每三年可能或曾发生此类故障一次以上	1	很少发生,但能假设
平均每年可能或曾发生此类故障一次以上	2	可能发生,但不经常
平均每月可能或曾发生此类故障一次以上	3	可能发生,较常见
平均每周可能或曾发生此类故障一次以上	4	完全可以预料
平均每天可能或曾发生此类故障一次以上	5	经常性发生

风险事件的事故严重性参考表 10-3。

表 10-3　风险事件的事故严重性

评分	影响范围	中断时间	财产损失	服务风险	人员安全
1	单个非关键工位	小于 1 分钟	未出现明显损失	未明显受影响	未出现人员损伤
5	单个关键工位	大于 1 分钟,小于 30 分钟	业务数据丢失可恢复、出现经济损失	窗口单位解释工作增加	无后果医疗差错
10	非关键信息系统、单片区域	大于 30 分钟,小于 2 小时	业务数据丢失不可恢复、直接或间接损失超过 5 万元	窗口大量排队、医疗一线压力加大	有不良后果医疗差错
15	关键信息系统、单片大区域	大于 2 小时,小于 1 天	关键数据丢失但可恢复、直接或间接损失超过 10 万元	引发轻度医患冲突、医疗一线压力剧增	重大医疗差错
20	全院范围所有信息系统	大于 1 天	关键数据丢失后无法恢复、直接或间接损失超过 20 万元	引发舆论与法律风险、引发严重医患冲突、医院社会评价降低	导致大量医疗差错、出现人员伤亡

风险事件的应急准备程度参考表 10-4。

表 10-4　风险事件的应急准备程度

项目	说明	评分	等级
应急准备	无应急手册或备份系统,需临时考虑解决方案	4	差
	无应急手册或备份系统,有日常操作或者处理经验	3	普通
	有应急手册或备份系统,未演练或者测试	2	良
	有应急手册或备份系统,有进行演练或测试	1	优

信息部门全体成员组成灾害脆弱性风险评估分析团队,对科室面临的各种潜在风险因素加以识别,完成信息部门内部 HVA 评估,对发生频率(F)、严重度(S)、应急准备(P)打分的平均值进行相乘,得出信息部门面临的每一项风险事件的评分,评分越高,风险性越大,对风险评分排序靠前的风险事件有针对性地开展预防改进工作及应急演练,如表 10-5 所示。

表 10-5　灾害脆弱性风险评估

序号	危险项目分类	危险项目名称	发生频率(F)	事故严重性(S)=HS+HH+ER+TL					应急准备(P)	风险积分 F*S*P=RS	风险等级 1—5
				影响范围	中断时间	财产损失	服务风险	人员安全			
1	软件	HIP 集成平台	1	15	5	5	10	1	3	108	2
2		HIS 系统	2	20	5	5	10	1	1	82	3
3		PACS 系统	1	15	5	5	5	1	3	93	3
4		LIS 系统	1	15	5	5	10	1	3	108	2
5		急诊系统	1	15	5	5	10	1	3	108	2
6		收费系统	3	10	10	5	10	1	2	216	2
7		公众号	1	15	5	5	10	1	3	108	2
8		软件版本管理	2	20	5	5	10	1	2	164	2
9		大数据平台	1	15	5	5	1	1	3	81	2
10	硬件	服务器	2	15	20	20	20	1	2	304	1
11		存储设备	1	15	20	20	20	1	4	304	1
12		数据库	2	20	15	20	20	1	2	152	2
13		自助机	2	15	5	5	10	1	2	144	2

续表

序号	危险项目分类	危险项目名称	发生频率（F）	事故严重性(S)＝HS＋HH＋ER＋TL					应急准备（P）	风险积分 F＊S＊P ＝RS	风险等级
				影响范围	中断时间	财产损失	服务风险	人员安全			1—5
14	硬件	叫号系统	1	15	5	5	5	1	3	93	3
15		安全设备	1	1	1	1	1	1	3	15	3
16		冗灾系统	1	1	1	1	1	1	1	5	3
17		操作系统	1	5	5	1	5	1	3	51	3
18	网络	有线网络	3	20	10	5	10	1	3	414	1
19		防火墙	1	10	10	5	5	1	4	124	2
20		无线网络	2	15	5	1	1	1	2	92	3
21		网闸	2	15	5	5	15	1	3	246	2
22		上网行为管理	1	15	5	1	1	1	3	69	3
23	人员	外包人员	1	5	5	5	5	1	1	21	3
24		驻场工程师	2	5	5	5	5	1	1	42	3
25		短期项目人员	1	5	5	5	5	1	1	21	3
26		信息科员工	2	5	5	5	5	1	1	42	3
27		医院员工	1	5	5	5	5	1	1	21	3
28	资料	服务器权限	1	15	5	5	5	1	2	62	3
29		病历权限	1	15	5	5	5	1	2	62	3
30		项目资料	1	15	5	5	5	1	2	62	3
31		远程接入权限	2	15	5	5	5	1	2	124	2
32		数据库权限	2	15	5	5	5	1	3	186	2
33		运营数据	1	20	5	5	5	1	2	72	3
34		医疗数据	1	20	5	5	5	1	2	72	3
35	环境	网络病毒	2	15	20	20	20	1	2	304	1
36		漏水	1	20	20	20	20	1	1	81	3
37		门禁	1	1	1	1	1	1	1	5	3
38		火灾	1	20	20	20	20	1	1	81	3
39		机房管理	1	20	20	20	20	1	1	81	3
40		弱电井管理	1	15	10	5	10	1	1	41	3
41		线路管理	1	15	10	5	5	1	1	36	3

根据风险积分计算结果,确定风险等级1级为高危风险,需重点制定风险管控方案;确定风险等级2级为中危风险,应持续质量改进。每年都需要根据风险因素重新确定风险评估等级,目的是根据实际情况形成动态调整机制,更加有针对性地从灾害脆弱性风险因素角度提前做好预防准备措施。

二、灾害脆弱性应对准备

根据2023年度灾害脆弱性分析的风险积分排名,确定服务器、存储设备、有线网络和网络病毒等为高危风险因素。主要原因是浙大四院绝大部分数据中心硬件设备都已经达到8年使用年限,故障率已经处于较高水平,信息宕机风险较大。本部分将对灾害脆弱性涉及的管控方案、数据监测和持续改进进行重点介绍。

(一)管控方案

1.有线网络

针对有线网络使用年限久、网络架构不合理和网络边界不清晰等可能导致重大网络故障的问题,信息部门根据医院业务情况和未来网络发展趋势,编制了网络建设详细方案。实现核心层交换机和汇聚层交换机全部更新换代,汇聚层到核心层升级到16万兆,更新部分接入层交换机,接入层至汇聚层链路升级到2万兆,实现多物理链路冗余,支持SDN融合网络。更新部分无线网络设备,实现院内无线网络全覆盖。实现医共体多院区之间的网络交换和网络安全管理。将汇聚层交换机下沉至医院各关键区域,新建3个汇聚层交换机房,提供机房、消防、空调和UPS等关键设备,相应光缆线路按照不同物理路径进行改迁提升。

2.服务器及存储

将原先服务器和存储独立架构更换为超融合架构,数量从原来混杂配置相对低的 18 台更换为重载高性能高配置 6 台,关键参数将内容从 2000G 提高至 6000G,磁盘空间从 85T 提高至 166T,经评估能够满足未来 5 年的正常需求。原来独立存储设备更换为 VSAN 存储模式,解决虚拟化平台存在的单点故障问题。PACS 存储设备扩容增加 1 个闪存节点和一个仓库节点,解决性能和容量瓶颈问题。采购两台容灾设备,对所有虚拟机进行每日备份,重点虚拟机进行连续数据保护。实现普通虚拟机 RTO 一天,RPO<5s;重点虚拟机 RTO15 分钟,RPO<5s。

3.网络病毒

随着网络复杂性的增加,内外网交互业务越来越多,移动设备需求越来越强,网络中存在病毒的可能性越来越大。因此,要对现有电脑、自助机和服务器等各类终端设备全部安装杀毒软件,新装电脑入网前安装杀毒软件进行查杀,病毒库实时更新。医院内部所有内网终端设备禁止使用移动介质。所有终端设备接入网络需要进行实名授权认证,医疗设备接入网络需要实名接入物联网安全管控平台。结合态势感知系统,提前发现存在的风险项并能及时响应处理。

(二)数据监测

降低总体的信息安全风险,并不是一蹴而就的,它是一个长期且动态的过程。所以,我们针对各类信息安全风险的监测与评估,也贯穿始终,做到过程中实时监控、错误及时反馈,并定期进行相应评估,让整个信息安全风险管理工作持续优化。

1.实时监控

对信息安全风险实时监控,是确保信息安全稳定运行的有力保障。对于存在风险的重要设备、节点、软件,例如核心数据库、网络系统、虚拟化平台、容灾备份系统、信息安全相关系统,我们在改进过程中建立了实时监测预警体系。监测环节涉及信息系统运行数据、存在的问题、日常问题处理记录等内容,力求精确、有效地跟踪信息系统运行状况,及时发现问题并及时处置问题。

2.问题反馈处理机制

核心信息系统出现问题,如何迅速定位故障以及快速解决问题非常重要,不然可能会造成重大影响,长时间延误业务服务或者造成决策失误,所以我们需要建立一个敏捷的问题反馈处理机制,及时反馈风险问题并分析溯源、制定相应解决方案。我们按照风险的影响范围和威胁程度,建立了风险分级机制,根据不同级别风险启动相应的响应机制,建立由低到高的响应团队和各类 SOP 操作规程,确保第一时间正确快速地解决问题。

3.定期评估

定期的数据收集,有助于提升信息安全风险管理的成熟度,并为下一阶段的信息安全风险管理工作提供参考依据。

定期评估的指标,依据政策法规要求、18 项医疗核心制度中的信息安全管理制度、日常工作中常见的信息安全风险点等,通过德尔菲法、头脑风暴法来产生和优化,建立日常的信息安全日常检查和巡检体系,通过周期性的数据收集,来获取第一手的资料,作为质量监测和持续改进的依据。

(三)持续改进

一份信息安全风险管理报告、一份评估检查结果并不是信息安全风险管理的终点,这是一项需要长期持久坚持的工作。我们在每个管理周期结束时,要认真梳理分析问题和不足,堵塞风险漏洞,提升数据质量,研究改进措施,提高管理效能。对于长期存在的问题,研究出台解决政策;对于反复出现的问题,通过修订制度加以约束;对于好方法,要及时纳入长效机制;对于暂时无法解决的问题,应广泛征求建议,同时将新办法、新制度运用到下一个管理周期中。

三、信息系统宕机应急演练

为提高医院计算机网络及信息系统风险防范能力,防止因医院信息系统出现故障而影响全院正常医疗秩序,确保患者在特殊情况下能够得到及时、有效的治疗,结合医院实际情况,信息部门建立应急组织、故障处理、风险评估和应急实施等方面流程。

信息系统宕机应急演练主要包括计划性信息系统宕机应急演练和非计划性信息系统宕机应急演练,其中计划性信息系统宕机应急演练是事前通过各种渠道通知全院,是提前知晓明确信息系统宕机影响范围和影响时间等关键要素的,而非计划性信息系统宕机应急演练是没有事前通知的。考虑到抢救生命的风险性,非计划性信息系统宕机是非常需要考虑和实施的,但目前绝大部分医院的信息系统宕机应急演练还是计划性的。不管是计划性还是非计划性的都需要做好信息系统宕机应急预案、培训和演练等工作。

作为浙大四院风险管理的重要组成单位,信息部门负责的信息系统宕机应急预案是风险管理的重点,我们根据医院实际情况制定了《信息系统宕机应急预案》。考虑到门诊业务服务量大和时效性高等特点,我们重点针对门诊信息系统宕机做了强化演练和应急完善。该演练项目由门诊事务部牵头,各职能部门高度协同配合,每年至少演练一次,现以演练过程为例进行讲解。

(一)各小组及工作职责

涉及职能部门/临床科室主要包括医务部、护理部、门诊事务部、计划财务部、安全保护科、医保医费办公室、信息中心、各医技科室和药房等。组建三个小组,包括领导小组、技术小组和维稳小组,其中领导小组由院长牵头,工作职责是信息系统宕机后接到电话或者听到第一次广播后到信息中心会议室,听取信息中心汇报并指导启动和结束应急预案。

技术小组由信息部门负责人牵头,工作职责是技术小组成员全部在信息中心负责各自管理部分的技术处置工作。负责组织技术小组,确定故障具体原因。确定故障点、修复时间,报告领导小组并得到同意后通知各职能部门/临床科室执行应急预案。维稳小组由门诊事务部负责人牵头,工作职责是在启动信息系统宕机预案后,维稳小组中的各职能部门在信息系统故障期间,前往各个医疗区域进行秩序维护及解释工作。

(二)演练主要内容

确定演练主题是开展门诊常规流程,包括药物(含静脉药物)医嘱流程、检验医嘱流程、超声检查流程和放射检查流程等;门诊转急诊流程包括现场医生评估需转运患者以及发现危急值需转急诊等。

(三)演练大概流程

大量临床医护和辅助人员拨打信息中心值班电话,反馈门诊系统保存数据非常缓慢甚至提示保存失败。

门诊事务部负责人与信息中心负责人沟通,评估信息故障影响范围和预计修复时间,当持续时间较长时,信息中心指定专人向医务部、护理部、计划财务部、医保医费办、安全保卫科、行政总值班(周末及节假日)和医疗总值班(周末及节假日)等部门负责人电话通报信息系统故障情况,信息中心负责人上报分管副院长及院长。信息中心指定专人联系安全保卫科消控中心广播通告故障(第一条广播:告知出现故障,请耐心等待)。

1.现场评估

(1)医技科室区域:放射科、药剂科、检验科、超声科、内镜区域由门诊事务部成员进行医技科室现场巡查,评估现场各诊区人员流量,了解掌握具体问题,及时汇报给门诊事务部负责人。

(2)各诊区:1—4楼层及名医馆看诊区域,由门诊护理负责人组织现场评估和具体问题反馈,及时汇报给门诊事务部负责人。

(3)其他区域:含收费处、自助机、门诊综合服务中心、入院准备中心;各相应部门负责人组织现场协调。

2.疏散病人

门诊事务部综合各方反馈意见,初步评估现场等候患者量大于1000人时,启动疏散流程。

(1)安全保卫科安排安保人员对门诊大楼各个入口进行限流劝返,并以喇叭重复告知。

(2)对院内的患者以广播形式告知当前情况。

(3)计划财务部安排人员对院内自助机、窗口挂号前的患者进行劝退。

(4)门诊护士对未签到的病人进行劝退,已签到的患者继续耐心等待。

3.维持现场秩序

保安、志愿者和调配行政人员等协助门诊区域引导维护秩序,安抚患者情绪。医生暂停门诊看诊,协助安抚现场患者。

各部门做好启用手工单准备。

4.业务协助流程

门诊综合服务中心待岗定点咨询;人工收费窗口处由门诊综合服务中心及医保医费办调配人员负责现场专业问题解答和咨询。

(1)启动宕机应急预案

领导小组在信息中心会议室集合,领导小组组长听取有关情况汇报,经评估后决定启动宕机应急预案,发布应急预案启动指令,信息中心指定专人联系安全保卫科消控中心广播通告启动宕机应急预案(第二条广播)。

(2)控制预约挂号

门诊事务部工作人员确保所有预约挂号途径无新号源产生,做好信息告知,包括微信服务号、自助机界面提示和网络客服中心人员等。

(3)启动纸质版看诊流程

门诊护士根据预先确定的规则安排患者等候序号,各门诊诊区护士站分发纸质表单,医生需熟悉四大本子及应急系统的使用方法。

应急系统目前可供医生、收费员查询项目、药品和价格等关键信息,包括电脑桌面版和手机钉钉移动版。常规检查检验在纸质单子上可直接勾选。

手写门诊病历(两联),详细记录各条信息,尤其是病历号、姓名等。要求字迹清晰,手写签名;白色医生联留下,黄色患者联给患者。

非紧急的检查检验、药物等医嘱,可写入门诊病历,并告知患者"目前信息系统故障,让患者凭门诊病历在信息故障恢复后来补开检查检验、药物等,如非当日,可凭借手工门诊病历免挂号费一次,给予安排再次就诊"。

如确实需要当即完成检查检验或药物医嘱的,启动手工申请单(三联),检查申请单需注意放射/B超/心电等检查。如涉及不同科室部门,需分开填写,不能整合在一张申请单上;白色联留下,粉色及黄色联都给患者。

如患者需要转急诊处理,按照门诊转急诊流程进行,手工填写门诊转急诊交接单;如其间接到危急值,通知患者,按危急值流程处理,待信息恢复后需补录信息。

门诊医生及收费处有应急信息查询系统,可查询检查检验和药品信息,方便项目与药品的开立与划价。

收费窗口工作人员启动纸质票据,并在纸质表单上加盖收费章。

各医技科室和药房按照病人所持带有收费盖章的纸质表单开展业务。

故障期间已经缴费的患者去医技科室做检查和药房取药时,凭借收费凭条、收费记录,工作人员询问缴费情况给予检查和发药。

患者检查回来后复诊,根据检查检验报告,将患者手中的门诊病历和医生保留的门诊病历页合并后再次添加更新门诊病历内容,如填写异常结果、药物医嘱和诊疗意见等信息。更新后的门诊病历黄色联给患者,白色联留下。

（4）信息故障恢复准备

领导小组组长听取技术小组组长有关情况汇报,经综合评估后决定停止宕机应急预案,发布宕机应急预案停止指令。

信息中心指定专人联系安全保卫科消控中心广播通报信息系统应急预案停止（第三条广播）,原先的病人继续按照手工模式处理完成,新病人的临床工作正式进入信息系统执行阶段。

（5）信息故障恢复后

各医技科室和药房仔细核对纸质表单,处理完所有应急表单,其他表单不再接收。

处理各医技科室使用通费单补登费用,但检验结果不再录入系统,药品医嘱由医生补录,但药房确认不再发药。

计划财务部收费处将新建病历号患者进行建档,将信息返回给护士、医生。

看诊医生对所有手工看诊的患者进行信息补录,当天完成门诊病历书写、检查检验药物医嘱补开。门诊病历、检查、检验、药物处方单,均为白色联;装订成套,最后交还给病案室进行病历保存。护士补录必要的护理记录和通费单。

医务部协调做好原有病人的纸质文档归档工作,整理各科室纸质文档。

计划财务部收费处对医保病人进行反交易。反交易时的问题可咨询医保医费办公室。

技术小组组长继续协调技术力量,密切关注 Oracle 数据库和门诊系统的运行状态。

门诊事务部工作人员实时关注门诊现场运行情况。

信息中心逐步开放各预约挂号平台,计划财务部收费处人员启动自助机,门诊事务部工作人员告知网络客服中心相关信息。

（6）信息故障恢复后善后工作

信息系统故障后门诊患者复诊免挂号费的原则及相应流程。

办理原则：患者提供信息系统故障当日的相关就诊信息；判定为复诊同科室同级别的门诊类型就诊情况，在同科室内进行调整。

办理流程：各科室引导患者至门诊综合服务中心进行查询后，符合情况的由门诊综合服务中心填写相应的申请单，提交至收费处进行办理。

违约记录：取消信息系统故障时产生的相应的违约记录。

异常事件：及时处理科内反馈。

信息系统故障时门诊费用处理流程：系统故障时产生的挂号费、检查费核查后属于应退范围内的给予退费处理。

广播预定义内容：①宕机期间广播短信内容。如果信息系统故障，但尚未启动应急预案，第一条广播内容：亲爱的患者朋友，非常抱歉地通知您，信息系统出现故障，请您耐心等待。如果信息系统故障，开始启动应急预案，第二条广播内容：各位同事，现启动信息系统故障应急预案，请启动纸质表单。如果信息系统故障修复，结束应急预案，第三条广播内容：各位同事，信息系统故障已修复，预案停止，请重新启动信息系统。②疏散病人广播内容。第一条广播内容：已经预约挂号的患者，在门诊诊区签到看诊。第二条广播内容：所有端口劝返患者，不再继续挂号。第三条广播内容：收费系统故障，无法收费取药检查，医生端看诊结束后劝导回家，明天来可免费复诊一次。第四条广播内容：人工窗口人员需要协助引导现场排队人员回家，让他们尽量不要在现场等候了。第五条广播内容：系统恢复时间至少要两小时。

每家医院都碰到过信息系统因各种故障导致的宕机事件，应急演练的目的是一旦发生信息系统宕机，紧急业务仍能顺利地开展。现阶段，医院信息化发展越来越快，信息系统越来越多，信息化应用程度越来越深，医院一旦发生大面积信息系统宕机事件，如果日常门诊量在4000人次以上的，基本上是不可能通过手工作业就全部完成的。因此，根据绝大部分医院的经验，一旦发生大范围长时间的信息系统宕机事件，劝离或者等待恢复,安抚患者心理是摆在第一位的。宕机事件发生时需要各个部门高度配合,这绝不仅仅是信息部门的事情,此时信息部门的所有精力都在查找具体原因、提出措施和完成故障修复上。但是还有部分患者需要紧急医疗救治,因此纸质手工流程还是需要的。信息系统宕机应急演练也非常重要,刚开始演练会存在各种各样的问题,甚至流程都难以走下去,但一定要反复培训、提供必要的信息支持,确保各个流程顺畅、各个节点处置有力,并且在纸质流程中也能顺利地开展下去。

第十一章 提升文化宣传软实力

随着时代的发展,文化宣传已然成为非常重要的核心竞争力,是医院赖以生存和发展的重要资源和宝贵财富。医院非常重视文化宣传建设工作,加强文化宣传的"软实力"建设,是增强医院凝聚力和提升员工创造力的重要手段,也是提高医院综合竞争力的重要措施。在医院价值观的引领下,信息部门也将文化宣传列为科室重点工作,努力提高思想站位,大力宣传科室文化。

一、创建科室文化

科室文化宣传"软实力"的建设,是助推科室发展的内在动力,是科室不断发展前行的重要保证。应凝聚文化共识,打造文化载体,积极提升文化宣传的"软实力",大力推动科室文化宣传的建设工作。

打造科室文化,传承人文价值观。科室文化是科室建设的精神源泉和科室发展的原动力,对科室发展的激励、规范和凝聚具有积极的引导作用,应将科室文化建设与科室发展一同部署、共同落实,提升科室文化宣传的"软实力"。科室是医院文化建设的基本单元,科室文化建设是医院文化建设的重要组成部分,信息部门应充分利用自身优势,积极推动文化宣传建设进程。

创建组织认同文化,营造高效沟通的组织文化氛围。在"上情下达"和"下情上达"的科室内部管理的沟通过程中,充分共享信息,以提升管理效能。科室成员及时了解医院政策、科室发展、重大项目等信息,迅速融入团队之中,快速展开工作,不断增强自己的主人翁意识和集体荣誉感。通过思想的不断碰撞,逐步形成高度统一的组织文化,树立对医院价值观和科室组织文化的高度认同感,形成"内化于心,外化于行"的执行力。

创建人文关怀文化,营造温馨适宜的人文文化氛围。信息部门积极组织科室大讲堂,邀请领域内专家开展科室文化讲座,让更多感兴趣的同事或同行畅游在信息技术的知识海洋中。内容涵盖信息技术、专业特长、科研论文、科室宣传、美学设计、精细化管理等各个方面,积极拓展信息化人才的学习平台,努力提升信息部门员工的专业能力和职业素养,团结信息化有为青年从事医学信息工程学科建设,打造浙江省医院信息化领域品牌课程。积极开展读书分享会,打造人文科室。在轻松愉悦的环境中分享读书心得体会,与大家一起探讨学习,理论联系实际,汲取书中精华,不断提升知识境界。同时,在科室会客厅的墙边,摆放着各式各样的书籍供科室员工翻阅以丰富员工的文化知识,提升员工的文化素养。

创建执行力文化,营造知行合一的执行力文化氛围。正所谓"思想决定行动,行动决定习惯,习惯决定命运",通过执行力文化建设,将"执行力"作为所有行为的最高准则和终极目标。通过建立一系列制度,不断规范科室成员的行为习惯,使之养成高效执行力。科室负责人以身作则,充分发挥带头模范作用,逐步形成"上行下效"的强有力文化氛围。设立奖惩机制,不断强化正面积极的行为准则,将制度建设与打造执行力文化有效结合,使每位员工在潜移默化中提高执行力,形成自我激励、自我约束的执行力文化,进而促使科室可持续发展。

二、重视信息宣传

　　科室文化是科室建设的精神源泉和科室发展的原动力,对科室发展的激励、规范和凝聚具有积极的引导作用,将科室文化建设与科室发展一同部署、共同落实,提升科室文化宣传的"软实力"。科室是医院文化建设的基本单元,科室文化建设是医院文化建设的重要组成部分,信息部门应充分利用自身优势,积极推动文化宣传建设进程。

　　积极宣传科室文化,打造科室文化长廊。在信息部门入口的墙上进行规划设计,科室文化上墙,其主要内容包括科室介绍、人员组成、业务范畴、获得荣誉、科研成果、创新项目等方面。从不断发展壮大的人才队伍建设、不断拓宽业务的信息化项目建设、不断收获的各项信息行业荣誉以及不断深入研究的各项科研成绩到源源不断的创新项目,都是科室文化的集中体现。同时,增设科室文化宣传落地屏,超大屏幕不断滚动显示科室介绍、职责分工、办事指南、科室大事记、成果展示等模块,是科室文化展示的又一窗口。

　　积极开展读书分享,打造科室读书角。在信息部门会客区布置读书角,让信息中心所有员工可以随时拿取翻阅。同时,科室每周组织一次读书分享会,在轻松愉悦的环境中分享读书心得体会,与大家一起探讨学习,理论联系实际,汲取书中精华,不断提升文化素养。

三、建立宣传渠道

　　为了增强科室活力,保持长久生存发展之道,我们要不断探索与完善适应科室发展的宣传方式和宣传内容,紧密结合医院实际,在文宣办

的指引下,有效发挥科室宣传效能,提升科室在医院及行业领域内的知
名度。

　　通过搭建科室宣传平台,进一步改善科室形象,增强科室的服务能
力,提升科室的工作业绩。如果说科室文化是科室赖以生存发展的根基
和动力,那么科室宣传则是提高科室竞争力和知名度的有效方式。以科
室宣传为契机,通过人人树形象、事事争优先,切实为大众带来优质便捷
的服务,进一步增强主动服务意识,树立信息中心的良好形象。

　　开设信息中心微信订阅号,确定切实可行的宣传模式。应用信息化
手段,助力数字化转型,打造智慧型医院。微信订阅号设立三个主要栏
目,包括信息中心、科研教学和其他服务。信息部门下设栏目:科室介
绍、科室动态、方针政策、信息应用科普、信息应知应会、创新应用、重点
项目推进。科研教学下设栏目:科研介绍、科研动态、大讲堂。其他服务
下设栏目:用户体验提升、联系我们、往期回顾。可以宣传信息部门根据
国家方针政策改善医疗服务等开展的重点工作,日常服务临床科室所做
的业务支撑工作,智慧医院建设过程中的重点项目推进以及终端运维管
理等,也可以宣传信息部门推进数字化改革过程中的各种创新应用,基
于“医工信”深度交叉融合的科学研究以及提升专业技能的知识大讲堂
等。另外,增加与大众的沟通留言渠道,广泛收集老百姓对智慧医院建
设的意见或建议,进一步利用信息化手段提升信息部门在大众心目中的
形象。

　　开设信息部门视频号,通过科学宣传,提供优质服务。在文字宣传
的基础上,增加视频宣传,使宣传内容更加生动形象。制作短视频,介绍
信息部门的创新项目及重点项目,也可以介绍医疗业务的操作流程,科
普电脑保养的小知识,甚至可以展示信息人的工作状态和环境。通过策
划制作短视频,打造一个汇集医疗领域创新技术的平台,创造便民利民
的沟通渠道。

四、深化宣传内涵

加强科室文化建设，深化科室宣传内涵，促进科室和谐发展，使文化宣传形成一种"内化于心、外化于行"的不竭动力。随着互联网技术的不断发展，信息传播的速度越来越快，文化宣传的影响力尤为重要。应利用文化宣传渠道，严把宣传质量，注重时效，增强吸引力和感染力，充分发挥正能量，提升科室影响力。

文化宣传，重在质量。以"三院一体"建设发展为核心，以提升服务质量为重点，以确保服务对象满意为标准，着力营造文明、和谐、优质、便捷的服务环境，积极树立科室的正面形象，为推动智慧医院的数字化建设及高质量发展提供技术支持和坚强保证。科室宣传重在质而不在量，提前策划，精心准备，紧密围绕科室的工作重点，密切关注老百姓的迫切需求，抓住闪光点和创新点，扩大宣传的影响力，切实提升宣传实效。制定宣传发布规则，广泛收集宣传素材，集中宣传积极正面的价值导向，指定专人负责，由科室负责人严格审核后方可发布。

文化宣传，重在时效。在现今新媒体不断发展的时代，谁先发声，谁就掌握了主动权和话语权。宣传的时效性是要在新闻事件发生时用最快的速度完成真实准确的报道，第一时间发布新技术、新方法、新效果，以此达到正面引领的作用，激励引导大众。

文化宣传，重在创新。在全媒体的信息时代，要转变思路、改革创新，努力开创宣传工作新局面，推动新时代下的宣传朝着更好的方向继续前行。要改变千篇一律的宣传模式，不局限于眼前的工作宣传，要立足"三院一体"建设的全局观，利用信息化手段，不断推陈出新，与时俱进。通过不同题材、多种形式及多样化风格，不断创新宣传工作，既要导向正确、主题鲜明、真实准确，又要生动活泼、言之有物，以增强宣传的效果。通过形式上的创新和内容上的充实，深入宣传科室工作的亮点和创新点,着重宣传工作中的典型案例,突出信息人的特色,切实提升科室的影响力。

五、梳理宣传案例

宣传素材来源于日常工作中的日积月累,要时时留心、事事留意、关注细节,要拥有善于发现的眼睛。文化宣传要梳理经典案例,强化精品意识。一个有价值的宣传案例,不仅要了解前因后果,还要了解作用影响及落实情况;既要有深度,还要有广度,更要有高度。只有抓住信息化工作中有关医疗服务改革和精细化管理的重要事项,精心打造信息化工作宣传案例,才能切实提升科室知名度和影响力,提升文化宣传"软实力"。

(一)浙江省首家通过国家医疗健康信息互联互通标准化成熟度五级乙等评审医院,浙大四院信息化水平跻身全国前列

2021年,浙大四院获评"国家医疗健康信息互联互通标准化成熟度测评五级乙等"医院。这是国家卫生健康委员会主导的目前国内该项目评定的最高级别,浙大四院也是浙江省内首家通过国家医疗健康信息互联互通标准化成熟度测评五级乙等的医院。

2021年5月19日,国家医疗健康信息互联互通标准化成熟度测评专家组对浙大四院进行现场检查,对浙大四院的信息化建设成果与实际应用给予了充分肯定和高度评价。浙大四院信息部门在医疗、护理、医技等相关部门的全力配合下,对照测评指标和要求,全面开展了病人主索引的建立、医疗业务流程优化、医疗闭环系统的建设、相关接口的规范与改造、信息系统安全性的提升等工作,最终实现了院内核心业务系统的基础数据统一和业务系统互联互通,以及与区域医疗的无缝对接。以评促用、以评促改、以评促建,国家医疗健康信息互联互通标准化成熟度测评工作对浙大四院信息化、标准化建设发挥了重要和积极的作用。

（二）浙大四院"移动数字医院新医疗模式实践"项目，入选2021年医院新兴技术创新应用典型案例

2021年初，浙大四院成立浙江省内首家移动数字医院，积极探索医疗新模式，成功开展立体化医疗，实现线上线下一体化、院内院外同质化、数据资源统一化。移动数字医院以移动CT车为基础，利用5G＋互联网技术，装载医院的医疗运行信息系统和人工智能诊断系统，涵盖微型诊室、检查检验、远程会诊、移动护理、药事指导、线上预约、健康随访和物流支撑等医疗服务。利用5G网络（CPE设备）＋VPN隧道技术＋云桌面等技术快速实现移动门诊系统、移动检查系统、远程医疗系统、精准定位等系统部署，实现院外建档、开单、传输、诊断、整合及定位等功能，打造零距离医疗概念，提高医疗效率。

浙大四院创新打造的"5G移动数字医院"，已成为医疗数字化改革的"急先锋"，开启了移动数字医院的新医疗模式实践，实现了"零距离医疗"，让患者不跑腿，让服务送上门。

（三）浙大四院积极投身信息化建设，打造智慧型医院

浙大四院积极投身信息化建设的浪潮，始终把医疗信息化建设作为医院发展的一部分。近年来，浙大四院不断推动医疗信息化建设，改善患者就医体验、提高医疗资源使用效率。自助机"语音交互"功能上线，常态化5G医疗无人机运输航线正式投入试用，浙江省首台自动采血机器人等一系列的新举措，使得浙大四院跻身浙江省医疗"最多跑一次"改革前三强。

2021年7月，智慧医疗体验馆正式开放，为人们带来前所未有的体验。各项人工智能技术新应用展示着高科技给人们带来的各种全新的就医体验，描绘了未来医院的就医新模式。6月，浙江省首台自动采血机器人在浙大四院正式投入使用。患者采血化验时，只需在语音提示下，将手臂一伸，机器人便会在一分钟内自动完成外线定位、消毒、扎针采血、拔针、贴止血贴，大大优化了医疗服务效率。5月，常态化5G医疗无人机运输航线正式投入试用。载有检测标本的无人机仅用时 5 分钟便完成了日常需要十几分钟的运输任务,大大提高了基层无法完成检验的标本的运输效率,使得不同院区的患者都能享有均质化服务。4 月,浙大四院自助机"语音交互"功能上线。当语音交互模式被激活后,可以实现自助机操作的全程语音控制和无接触式自助就医,在疫情防控期间,能有效降低交叉感染的风险,同时也为更多患者提供操作上的便利。浙大四院在信息化建设的道路上迈出的每一步,无不凝聚着"浙四人"的理想与探索,寄托着"浙四人"的夙愿和期盼。

浙大四院将进一步加强智慧医院的建设工作,不断优化完善就医体验,努力让浙大四院的信息化建设和应用水平走在浙江省前列,带动区域医疗的数字化发展,引领医疗行业的智慧化服务。

第十二章　思考发展规划事宜

　　很多信息部门的工程师每天都是救火队员，不是终端设备有故障就是软件有问题，甚至出现全院大面积的信息系统宕机事件。一方面，信息部门疲于应对出现的各种各样的问题，很少有时间或者不愿意主动去思考改进。另一方面，信息部门的核心工作、技术复杂工作外包给医疗信息化企业承担，造成信息部门严重的技术空心化问题。因此，信息部门要转变工作思路，埋头干活，更要抬头看天，注重思考科室和员工的发展规划，思考信息部门规范化发展问题，甚至提升到学科建设和发展的高度。

一、思考部门发展规划

　　信息部门在医院行政管理体系中相对属于技术支撑部门，在提倡"业务主导、技术支撑"的大背景下，信息部门的话语权相比其他行政管理部门偏弱。浙江省在大力推进"数字化改革"过程中，信息部门发挥了重要作用。但是，如何让信息部门在行政管理体系中具有不一样的发展模式,在未来的道路上发挥更重要的作用,这是我们要探讨的问题。因此,我们需要深入思考信息部门发展规划问题,把信息部门的专业当作一门学科来发展。

信息部门的定位决定了未来发展的方向和深度,信息部门是 IT 运维管理中心、信息管理中心、数据管理中心还是信息科技处?不同名称的背后是对定位认知的差异。医院信息部门的工作不单是信息系统建设、上线、运维,还包括监管信息系统、梳理业务信息流程、保证数据准确等,更需要从管理角度对医院各部门提出健全医、教、研、管全场景的信息化管理要求,促进医院全方位、高质量发展。因此,信息部门不仅仅是技术执行部门,更应该参与到医院事务决策中。

从未来发展来看,信息部门要跳出原有运维的模式,重视核心竞争力,做好软件运维、软件开发和数据治理等工作,为医院提供硬件支撑、软件服务和数据服务等。信息部门要兼顾技术和管理两个层面,不仅要了解业务流程管理,还要懂技术,这样就可以应用最新技术来梳理各项业务流程,把信息化的技术和标准化的流程融合起来,最终提高工作效率,推动医院高质量发展。技术是"立身之本",不掌握技术就如同被拔了牙的老虎,根本没有威胁。管理是"存续之源",只有技术但不懂管理则只能沦为操刀手,无法具有话语权。信息部门要从顶层设计出发,在稳固基础的同时,不仅要掌握先进的技术,还要创新管理的方法,整合有效资源,将"技术＋管理"发挥出"1＋1＞2"的作用。

明确信息部门的定位后,就要制定未来的发展规划,编制部门的服务计划和服务内容,以更好地服务于管理层、服务于临床、服务于科研、服务于患者。信息部门的最终目标就是通过信息化的建设,利用先进技术和信息手段帮助医院实现其发展的战略目标,并在医院的全局发展观中,制定适合自己发展的中长期规划及短期目标。信息部门的中长期规划,根据国家、省级政策文件和建设要求,结合医院的中长期业务规划和未来重点发展方向,制定信息化中长期发展规划,突出信息化基础设施、重大项目、优势特色和长远发展。短期目标则是在中长期规划目标基础上，结合部门的实际情况，制定部门的年度目标，做好临床医疗业务和行政职能部门的支撑保障，提供各类信息服务和数据服务，按照年度目标分步落实，保质保量完成年度工作。

信息部门从以往的"IT服务中心"，逐渐成为医院的"信息中心"，进而发展为全院的"信息和数据中心"，主动参与到医院发展的战略决策中。作为医院的"信息中心"和"数据中心"，信息部门不仅集成全院各业务系统，还汇聚了全院所有的数据，通过集成与共享，数据治理后进行挖掘应用，为临床工作者、科研工作者、管理层及领导层决策提供信息服务和数据支持等，形成一个融合技术、科研、临床的复合型核心部门。

二、思考员工发展规划

有两个现象应当引起行业的高度关注。一个现象是信息部门技术空心化问题越来越严重，信息部门工程师承担了简单运维和行政管理工作，大量复杂性和高难度的技术性工作交给了合作的医疗信息化公司，导致信息部门工程师水平越来越低。另外一个普遍现象是，同样是从高校毕业的应届生，在入职2—3年后，在医疗信息化公司的工程师普遍比医院信息部门的工程师成长更快。以上两个情况说明了，信息部门负责人要有发展人才的责任，医院更要对信息部门负责人提出不断培养后备人才的要求。为此，我们认为应该从以下几个方面做好员工发展规划事宜。

（一）找准定位，做好个人职业发展规划

为了更好地适应工作岗位，提升业务能力，实现自我价值，每位员工在进入工作岗位后，都要找准自己的定位，做好职业发展规划。以医院未来的发展规划和信息部门的中长期目标为核心，结合信息部门发展规划，制定员工职业发展规划，实现两者有效融合，相互促进，共同成长。

根据员工的工作岗位特性和主要工作内容，明确未来的主攻方向，

以达到预期目标。结合信息部门实际,信息部门可分为科室管理、硬件维护、软件维护、软件开发等不同的岗位,还可继续细分为项目管理、软件运维、集成平台、数据管理、软件开发、智能化管理、终端设备、信息机房、网络维护、科研教学等不同的方向。信息部门员工在各自工作领域确定未来的主攻方向,深耕技术,以点带面,以面带全,发展为该领域的专家。

明确未来方向,确立预期目标以后,由此制订工作计划,采取措施,付诸行动,并努力实现。在入职后的 5 年、10 年及 20 年,在不同时期布置不同的阶段性任务。在入职后的 5 年内开始职业规划的初期,通过入职座谈、岗前培训、学习实践等措施,完成对员工职业规划初期的管理。部门内直接领导负责指导新员工开展个人职业规划,确定未来发展的初步方向,因材施教,通过合适的人才培养体系,使之成为合格的员工。入职 5 年后员工确定稳定的职业发展方向,并不断向上发展,是员工发挥最大价值的阶段。通过晋升评聘、绩效管理、继续教育等方式激发员工工作热情,不断挖掘员工潜力,发挥最大岗位效能。入职后 20 年,大部分员工已在个人岗位上取得一定的成就,使之维持直至退休。但是少部分员工还可在该阶段进一步开辟新的发展方向或向更高的职位发展。结合医院的人员配置要求和管理措施,通过深造学习、外派借调、激励机制等措施,进一步提高核心竞争力。

在该过程中,获得组织的支持和保障也很重要。医院和信息部门领导大力支持,提供个人发展阶段的各种资源和成长机会,实现多元化培养和人才的可持续发展。信息部门通过不断完善制度建设,建立继续教育等培训体系,加强绩效管理机制,强化人才激励措施,持续助力推进员工的职业发展规划,从而构建一个更加稳定、更加优秀、竞争实力更强的人才队伍。

(二)学科交叉,打造个人复合性人才

随着信息部门业务的不断拓展,医院对信息部门的要求和期望越来越高,信息部门已不仅仅只需要信息技术维修人员,还需要深入临床和

管理,甚至涉及更多的学科领域,因此,信息和其他学科融合发展已成为现代医学发展的必然趋势。信息学与医学、工程学、管理学等学科紧密结合,形成医学信息工程学学科,促使多种理工学科与医学相互渗透、相互交叉,是现代医学领域一门新兴学科,也是新时期最具有潜在发展优势的学科之一。

在医学信息工程学学科交叉引领发展下,信息部门的复合型人才应运而生。信息部门充分依托医院的临床环境,在人才培养模式方面不断探索,体现学科交叉,突出医工信结合,形成自己的鲜明特色。信息部门的人员首先是本领域的技术专家,不断发挥自身的专业性和技术性,利用专业的计算机领域知识和技能推动医学领域的信息技术发展。随着信息技术人员的增多,对于人员和业务的发展需要有前瞻性和全局观。应结合信息部门的发展规划和行业前景,加强医院信息部门的领导和管理,促进信息技术的应用与发展,保障整个信息部门的有序稳定高效运行。

而将具有医学专业背景的人才引进信息部门,是未来人才培养的创新模式,可以更好地打通临床、管理和技术领域。基于医学信息学学科交叉人才培养体系,突出学科交叉渗透应用,构建计算机专业知识与临床医学知识相结合的人才培养模式,使信息部门人员既有信息技术开发和维护能力,又有一定的临床医学背景,从而成为有明显竞争优势的信息化建设从业者,以及具备医疗、管理和技术能力的复合型人才。

(三)善于总结,提升个人专业技术能力

信息部门要想发展好,离不开每位员工的辛勤付出和努力奋斗。员工个人要想发展好,除了依托信息部门这个大平台,提升个人专业技术能力也很重要。应建立明确的工作目标和发展规划,善于总结,避免"胡子眉毛一把抓",从而在既定的主攻方向上做出一定的成绩。

信息部门每位员工都制定了明确的个人职业发展规划,在主攻方向上确立近期及远期目标,采取一系列措施,不断朝着既定目标努力。信息部门还建立了工作开展长效机制,帮助员工更好地总结思考,不断提

升工作效率。每周一次信息化重点工作推进会，提出重点难点问题并协助解决。大家集思广益，分析问题，解决问题，不断提升员工的工作沟通和总结能力。每周一次工作学习分享会，通过分享工作经验和交流读书心得，不断丰富员工的知识面，提升理论水平。不定期邀请院外专家进行培训学习，提升员工的专业能力和职业素养。

(四)明确目标,部门对员工要有考核指标

为打造一支业务精干的高素质、高水平，具有高度凝聚力和团队精神的人才队伍应制定行之有效的考核指标，及时、公正地对员工所做的工作进行评估和肯定，发现问题持续改进。将年度考核机制作为一种信息部门有效的管理手段，为员工的职业发展规划提供决策依据，形成规划—实施—总结—考核的闭环模式。

员工绩效考核评价方法一般采用关键绩效指标考核法(简称 KPI)，主要是提炼出最能代表绩效的若干关键性指标进行量化，从而提高考核的可操作性和客观性。还有目标管理考核方法(简称 MBO)，主要是将医院的目标层层分级给各个部门和员工，分别从确定目标、制订计划、对目标期限内的工作完成情况进行考核，并循环考核。

医院对信息部门的考核方法主要是 MBO 法，其考核指标包括但不限于信息系统故障解决率、信息系统需求完成满意度等方面。而部门对员工的考核方法主要是 KPI 法，其考核指标则是在整个部门的考核指标下，对员工的综合素养、专业能力、工作绩效、工作态度等方面进行考核评价。再根据每个员工的工作岗位职责的不同，制定不同维度的评价标准，通过验证员工工作的完成情况，进一步发掘人才、激励人才，从而提拔工作能力强、专业技术好的优秀员工，加快培养年轻干部，强化人才队伍建设。医院对信息部门的考核和科室负责人对员工的考核应该相辅相成、相互促进，只有部门发展好了，员工才有进一步发展的机会，才能让部门形成一种合力。

三、思考工作规范性

任何行业如果要走得长、走得远，就要看是不是走得规范。医疗质量和安全是医疗的核心，而信息化工作的规范性是保障信息系统稳定运行的前提。因此，思考工作规范性是摆在信息部门眼前的重要任务，质量文化应该贯彻信息化工作始终，是每个信息工程师牢记在心、执行在手的良师益友。

工作有规章制度可循，操作有标准流程可参考，规范工作是信息部门的基础。信息部门的每个工程师从走上工作岗位开始，就要注重质量文化的培养，始终贯彻执行全面质量管理。信息部门的全面质量管理可以从以下几个方面展开。

（一）建章立制，明确工作的规范性

"凡事预则立，不预则废"，规范管理，制度先行。通过制定规章制度，明确岗位职责，狠抓落实，时刻把自己置于制度监督之下，遵照制度执行。信息中心建立了一系列保障信息系统建设、管理和运行的规章制度，还建立了各种专业管理制度和部门内部制度，坚持用制度管理事务、以制度约束员工、按制度流程办事，确保各项制度有效实施，做到认真学习制度、严格执行制度、自觉维护制度。

建章立制，强化执行，规范管理，信息中心始终加强制度建设，用简明实用、容易操作、方便执行的制度来引导和规范部门员工的行为。通过建章立制提升信息中心规范化管理水平，确保各项工作能够有效落实，形成常态化工作机制。坚持有规必依、令行禁止，确保各项规章制度贯彻到每位员工的日常工作中去。通过加强制度管理，树立员工"制度管人，制度理事"的理念，崇尚规则，防患于未然。细化管理制度，从工作责任、工作纪律等方面，结合实际，细化完善各项规章制度。同时，强化制度执行监督作用，利用科长带头不定期巡查等形式，加强对制度执行

情况的有效监督,使其真正成为统一思想、规范工作的有力手段,以此推动信息中心稳步高效发展。

建章立制,先定规矩是保证信息部门稳定运行的基本保证;而规范化的运作则是部门内部管理科学化的体现,是提升管理能力的最终要求。

(二)规范流程,确立操作的标准化

信息部门虽然建立了工作所需的各项规章制度,但不同员工的工作年限、工作经验、专业技术能力等存在差异,这就造成每个人在工作的时候会有不同的方式方法,工作流程和工作步骤也不尽相同,从而有可能造成工作效率的下降,结果不尽如人意,甚至产生与预期相反的效果。因此,除了建立相应的规章制度,还要制定部门的规范流程、标准作业,明确操作的标准化。

标准操作程序(Standard Operation Procedure,简称 SOP)是将某一项工作按照操作目的、操作步骤、操作要求等,以统一的格式描述出来,用于指导和规范日常的工作。SOP 不同于规章制度,它是部门内部自行定义的一种工作流程,是对某一程序中关键控制点进行细化和量化的过程,从而达到工作流程更具体、更具可操作性的一种效果。

信息部门结合自己的工作实际,把以往实际工作中的先进工作经验进行总结提炼,归纳出完成各项工作的最佳流程,并将相关操作步骤细化、量化和优化,使之成为所有员工切实可行的工作标准流程,并在实际工作中严格遵照执行。针对各项具体的工作,完成工作的过程不再"因人而异",任何一个员工只要按照 SOP 进行标准化作业,就能规范工作流程,极大地提高工作效率。信息中心通过不断地优化标准操作程序,逐步形成科室内部管理规范、信息故障管理规范、信息需求管理规范、信息项目管理规范、数据中心运维管理规范、网络系统运维管理规范、核心数据库运维管理规范、信息安全管理规范等一系列 SOP 流程体系,并在实际工作中不断完善,成为部门管理的一种创新模式。

（三）持续改进，构建质量管理体系

建立部门规章制度，明确工作 SOP 流程，进一步贯彻落实部门内部的全面质量管理，构建质量管理体系，使质量文化贯穿工作过程的始终。全面质量管理在医疗领域中就是覆盖临床诊疗服务全过程的医疗质量管理，而在信息部门则是覆盖信息系统及数据、安全等过程的全生命周期质量管理。通过不断地优化工作规范流程，加强质量管理，减少并预防差错和不良后果的发生，节约成本，提高效率，提升用户满意度。

信息部门通过构建质量管理体系，固化工作规范和标准流程，使之形成一种原动力，不断推进强化，进而形成一种强有力的执行力，促使我们不断进步。信息中心在实际工作中不断凝练，从规章制度、标准规范、操作手册、表格表单等各方面进行全面质量管理，以提升科室的规范管理和专业能力，进而转化成一种科室文化，不断扎根于科室管理中。举个最简单的例子，信息部门在很早以前解决临床需求，就是相关人员收到临床需求后，按照个人理解进行开发，若需求提出者不满意，则其再不断提需求，信息部门人员不断改的一个过程，造成工作开展杂乱无章，重复劳动，最终结果还不令人满意。随着科室管理要求的提高，信息中心越来越重视工作开展的过程性管理，注重工作质量。现在，信息部门制定了软件需求管理制度，明确规定了临床需求的提出流程和需求内容要求等。科室员工接收到临床需求后，按照信息需求管理规范开展工作，从需求分配、需求分析、需求开发到需求测试等环节规范操作，需求完成后反馈需求提出者，让其进行满意度评价，从而进一步优化和完善。

建立科学合理的质量管理体系，可以进一步完善监督考核机制，以问题为导向，注重标准的贯彻落实和规范的追踪评价，从而促进质量管理的持续改进。严格执行 SOP 规范流程，实现对每个工作环节的最优化操作，减少操作失误。即使出现失误也可以快速定位，找到问题环节进行补救，将不利影响降至最低。对照 SOP 规范流程，分析造成工作失误的原因，进一步培训学习，提高科室员工的执行力，避免发生类似失误。正是通过 SOP 规范流程，可以将工作细化分解，具体到每个操作者和每

个操作环节,从而实现对该工作者以及工作量的评价,作为部门内部绩效考核的依据。

不断完善并优化质量管理评价体系,并以制度的形式固定下来,形成全面、全生命周期的质量管理,建立长效机制,并在实际工作中不断完善和及时调整,加强科室的质量文化建设,不断推动科室可持续发展。

四、思考发展规划案例

浙江大学在义乌布局建设了浙江大学"一带一路"国际医学院、浙江大学医学院附属第四医院、浙江大学国际健康医学研究院,简称"三院一体"。浙大四院信息部门牵头承担"三院一体"信息化建设工作。基于此,我们深入思考近期科室和员工发展规划,摘要如下。

(一)科室发展思考

作为向"三院一体"提供信息服务和技术支撑的职能部门,医院信息部门必须依靠技术和工作方法创新,不断充实及提高自身的素质,创一流业绩,提供一流服务。因此,在实际工作中如何做到务实、创新、高效,战斗力强大,仍是信息专业人员值得探讨的问题。

1. 明确发展目标,瞄准国际定位

全体成员明确发展目标,对"定位"坚定认同。让科室成员认同科室的定位,而不能只是喊口号,这样才能树立责任感,团队才有战斗力。浙大四院是高标准、高水平、与国际接轨的国际一流大学附属医院,为响应浙江大学和医院的发展理念,科室的努力目标是利用信息化手段将本院建设成高度数字化的智慧型医院,将医院信息中心创建成全省第一、全国一流的国际化、高水平医疗信息服务和研究高地。这种目标定位并非按部就班就能完成,需要付出比周边医院更多的努力和智慧。因此每个人都要有自己的小目标和发展规划,建立"与科室同成长"的意识。

瞄准国际前沿技术发展,同步响应国家政策。要树立紧跟国际形势、适度超前的技术发展理念。在当前大数据时代,以大数据驱动下的信息化建设和应用为着力点,以业务系统为支撑,建设面向卓越科研、教学和服务的智慧医院,实现一流的管理和服务,保障病人安全,提高医疗质量、效率和科研水平,以信息化打造医院的核心竞争力,为一流医院的运营、管理以及自身发展保驾护航。将数据结构化和数据治理、人工智能及数字新基建放在发展原动力和学科发展战略层面上考虑。

构建科室发展"战略地图",提高个人战斗力。没有战略地图,军队无法行军作战。同理,优秀的科室发展,也需要有战略导图,以明确个人、小组、科室与整个医院发展的关系和策略。没有战略就会散兵游勇,没有向心力,步骤不清、局部和全局关系模糊。除了制定年度规划、五年规划,还要构建一个完整的"行军路线"。让每个小组、个人参与战略地图的制作,包括如何协同作战、每个环节如何安排计划、困难在哪里、如何克服,周期性分析任务的变化和战胜方法。把每个人放在一个合适的岗哨,同时制定相应的鼓励措施,对个人和小组的作战任务进行跟进、评比和奖励,以增加工作任务归属感和增强个人战斗力。

2.落实精细规范管理,根固"专业"精神

精细化管理和规范化过程。按照公立医院改革的总体要求,紧密结合医院发展战略和经济社会发展规划以及卫生事业发展布局,稳步推动医院发展战略不断外延,合理利用整合现有资源,将医疗管理方式从传统管理向科学化、专业化、精细化管理转变,逐步实现信息共享与科学合理利用,提高医疗机构整体工作效率。可考虑:①实施"标准操作过程"(SOP)。通过 SOP 培训和实施,强化每个细节的规范操作,强化 IT 每项工作的标准规范性,其好处有:将隐性知识显性化,起到对机构知识的积累和提炼的作用,使我们能够站立在前人的肩膀前进;每个环节执行"PDCA",形成不断优化过程,可促使我们不断改革和进步,通过寻根找底,发现故障和错误发生的原因,从而减少系统错误的发生;保障我们的业务稳定健康地发展,而不会因某个人的原因(离职、休假等)而导致业务中断或出现差错;在 SOP 的推动力下形成一种原动力,最后不断地推进,让他在原动力下做到这样的标准,进而强化执行力。②开展各项规章制度的学习。制度的学习中一定要强化信息安全制度学习,包括涉及的法律法规,如严禁"统方"行为、网络安全、信息系统安全稳定运行、宕机演练和处理流程等。制度的学习要进行简单的模拟操作和理论考试,否则效果不会很好。

进行"模块化"专业分组。在科室平时工作中,拥有专业知识扎实、实际操作能力强、既有开拓精神又有开拓能力的专业人才,是确保信息中心开拓创新真正出成效的关键。目前几个专业(计算机、信息学、电子工程、自动化)的人才,根据专业情况"因材施用",通过知人善任凝聚专业人才,按照专业化程度进行"模块化"分组,每个组长要发挥作用。硬件工程组,应全部是来自本专业的本科以上毕业生或有多年以上直接工作经验的。软件开发人员,应该是来自软件工程专业或有多年软件开发经验的工程师。增加和强化医学数据分析组,最好选自数据分析、医学统计专业的毕业生,此组最好配一个医疗或护理专业、较为年轻且热心于统计工作的人员。运维组可增加责任心较强的医护人员。因此,需要适当增加医疗、护理等专业人员,毕竟软件组和运维组非常需要有医学背景的人员,可以通过招聘或者科室调动等方式满足此类需求。

3.让创新蔚然成风,促进"卓越"发展

树立创新型工作思路。信息部门要以跨学科、跨专业的国内外最新技术为瞄准点,开创性地促进各项工作质量提升,要敢于挑战新的工作方式。以坚持"以人为本"、提供优质服务为宗旨,以加快信息技术赋能医疗和医院管理各方面的应用为目的,快速提升医疗系统开发、电子病历、医学统计、行政管理等方面的工作质量,为争创一流业绩保驾护航。在系统开发与应用方面,信息中心要成为院领导的智囊并扮好主要实施者的角色,加快院内智能系统开发以及相关领域的数字化步伐。在已经建好的医院信息系统的基础上,今后信息化建设工作的重点应以"全方位数字医院"为目标,将工作重点转移到建设数字化医疗信息系统上,其中包括医院 HIS 系统、医院影像信息系统、临床检验信息系统、人员信息系统等。在统计手段方面,应当尽快从系统内独立统计转到跨系统统计新模式,形成由普通设定式到智能统计的新格局,确保统计数据的准确性、完整性和及时性。在病案管理方面,应努力开发专科专病电子病历和多媒体电子病历,不仅包括文字内容,而且包括超链接声像图文等信息。

培养全体人员创新意识。针对科室少部分工程师守"摊子"的思维和因循守旧、缺乏进取精神的心态,如何培养积极的创新意识是信息部门需要思考的问题。具备强烈的创新意识是确保创新的重要基础。创新意识包括具有创新的愿望与觉察到哪些方面需要创新两层意思。首先是要看渴望创新的愿望,这就要求信息工作者树立爱岗敬业、不断进取的精神,以开创性地做好本职工作为己任,正确处理好开拓创新与提供优质服务的关系,清醒地意识到:如果故步自封、满足现状,就会跟不上时代的步伐,也就谈不上向院内提供最新、最好的信息服务。其次是要觉察到哪些方面需要创新,有了强烈的创新愿望以后,通过学习、观察、思考和讨论,可以逐步发现原来创新就那么简单。在整个过程中,兴趣是最好的老师,多听、多鼓励个人的意向很重要。否则为了创新而创新,员工肯定不乐意。只有提供选择的机会和发现其中的乐趣,才能让创新蔚然成风。当然,我们也不能好高骛远、急于求成,对于需要创新的各个方面,应根据工作需要分轻重缓急、有针对性地加以改进。

构建创新发展自然生态链。医院信息部门职能有信息服务、信息技术开发及核心技术研究等,创新其实要贯穿整个过程。有人认为创新就属于科研,把科研和应用剥离出来,创新就是发文章、报专利和申请课题。这种想法是存在误区的,因为它们其实是一个不可分割的整体。不过存在误区也很正常,因为目前的条件不具备一体化设计,也就是从顶层设计上就缺少创新生态链体系,让个人怎么去做呢?对于这个问题,建议构建好一个框架,包括政策制定、人员构成和资金来源的支撑。如在医学信息工程领域就非常有必要建立一支交叉学科研究队伍,临床医生提出科学问题、研究员进行实验分析、工程师设计实现方案、企业做生产加工。从链条来讲可以分为临床需求—实验室—创新中心—企业等节点独立运作。但考虑初期的条件,建议选几个最有价值的研发项目先做,成立几个独立的团队。

4.加强队伍建设,弘扬团队文化

海纳多方人才,筹建优秀队伍。科室在人才队伍建设上,要有"求贤若渴"的愿望,海纳贤人志士,不过分强调学历和性别等,更多的是看个人能力和志向。对于优秀人才,给予每个人足够的发展机会。想成为全省第一的信息队伍,要兼具信息服务、信息研发、核心技术研究等使命,应用一代、研发一代、储备一代,担负起民族振兴的伟大使命。风物长宜放眼量,破除急功近利思维导向,建一支"纯净超凡"的优秀队伍。贯彻"专业的人做专业的事",在丰富专业和岗位的前提下,完全有希望让更多专业的人发挥自身优势,将工作深入下去并且塑造成创新人才。我们欢迎有一技之长的专业人员,也欢迎综合能力强的人,给予充分的发展空间,形成"全面开花"的繁荣景象,将以往认为信息部门只是"修修电脑、补补软件"的职能印象彻底改观,用强大的技术力量和学科水平武装起来。

建设独特团队文化,提升工作幸福感。特色文化的建设要符合医院的价值观。要让"求是、创新、人文、卓越"深入人心,这可不是件容易的事情,只有口头强调,作用非常有限。①红榜鼓励。我们可以把工作务实人员列入"求是"红榜,将创新有力人员列入"创新"优胜榜,将文明礼貌突出的人员给予通报表扬,将综合人气高的人员作为"卓越"周冠军。②开展文体活动。内向人员比例高是信息部门的特点,要多开展一些娱乐活动,每年组织篮球、羽毛球、乒乓球、街舞、读书友谊活动;尽量创造机会多聊天、多喝咖啡、谈人生和理想,在轻松愉悦氛围中提高团队凝聚力。根据 IT 人员特点,通过活动弘扬求真务实的信息时代"内秀文艺风"。③实施"幸福工作"计划。如果问工作怎么样,普遍的回答都是多、重、杂等,这是全社会普遍的现象,为此提升工作幸福感是全员的内心需求。工作幸福感既要有仪式感，也要有内容。形式上可以是无记名方式调研、投票等；内容上"幸福工作"计划绝不是以减少工作任务为代价，而是提高工作效率、调整工作分配、提供优良条件等方法，通过最优化的方法提升工作舒适感。开通"幸福工作计划"无记名信箱，定期开展讨论。

（二）近期重点工作任务

1. 打造智慧型医院

抢抓数字化改革契机，打造数字新基建。利用信息化手段和互联网＋医疗模式建设成为数字化智慧型医院。紧紧围绕信息化为人服务的目标，以医院集成平台为核心，以云计算、物联网、移动互联网为技术手段，以大数据为基础，以业务系统为支撑，建设面向服务的智慧医院，实现一流的管理和服务水平，保障病人安全、提高医疗质量和临床效率。规划建设"两地三中心"模式的高标准模块化机房，按 A 级标准建设，实现安全、绿色、智能、节能的总体目标，同时提供普通机柜和超算机柜，为信息化基础设施建设打下基础，包括"一带一路"国际医学院信息机房、国际医学健康研究院机房、国保楼信息机房建设。建设安全高效的信息化基础设施，提供统一的数据中心云平台、统一的高性能存储、统一的容灾备份中心、统一的安全防范系统为建设目标，构建融合的"三院一体"数据中心，实现"三院一体"业务、科研、医疗数据的集成、治理、开发，完成多院区业务协同，日常业务开展，各类校园、医院数字化服务等。

按大数据时代要求，推行智慧新应用。这是加强各信息系统资源的深度应用，力求效益最大化。①基于现有大数据中心，根据医院管理、运营和质量安全等要求，进一步梳理电子病历相关系统的数据资源目录，开展数据治理体系和数据治理能力研究，建立高质量的大数据支撑服务体系，服务于医院各个部门。②智慧医疗创新应用，包括建设专科专病电子病历系统、智慧手术管理创新应用、移动住院医生系统应用等；智慧服务内容是推进智慧互联网医院建设、智慧服务创新应用、建设报告管理中心及自助打印中心等；智慧管理重点建设智慧医务管理系统、建设智慧门诊管理系统、建设智慧病房创新应用。③强化数据治理的掌控能力，建立数据分析小组。适当调整部分运维工作，考虑把部分运维工作外包给公司，让更多的人负责数据治理工作，将大数据的治理、应用、挖掘工作作为重中之重。

建设适度规模超算中心基础工程。面向"三院一体"协调发展战略，建设一个开放共享的信息化基础设施平台，可满足多院区、各类不同用户的需求，为医院信息化业务提供高可靠性、高容量、高性能的信息化基础设施。采用融合架构设计，支持科学工程计算、人工智能计算、云计算、大数据计算等多种新型计算模式，提供大规模异构并行计算与模拟仿真、海量数据分析与可视化、深度学习模型训练等共性技术支撑与专业服务。实现本地私有云并可弹性扩增至公有云，为医教研提供高性能算力、存储和 GPU 等资源。

2. 树立行业新标杆

以高标准、高要求打造行业新标杆。在满足医院在运营、管理以及自身发展等多方面需求的同时树立行业内新标杆。重点内容包括：达到电子病历系统应用水平分级评估六级、国家医疗健康信息互联互通标准化成熟度五级甲等、智慧服务分级评估四级；推进卫生健康数字化改革"浙江标准"；依托浙江大学，通过行业学会/协会，医院联合其他医疗卫生机构，重点围绕智慧医院建设覆盖的智慧医疗、智慧服务和智慧管理三大方向，遵循"浙江标准"建设要求，牵头制定卫生健康数字化改革相关标准规范或者出版专业书籍等行业引领性的指导文件，积极编撰并且正式发布行业标准/专业书籍，部分标准规范/专业书籍等行业指导性文件能在全省范围内或者全国范围内推广应用，探索卫生健康数字化改革相关"浙江标准"的落地实施，发出医院在全国医疗卫生行业中卫生健康数字化改革"浙江标准"的权威声音。

强化标准化管理。建设加强科内"传帮带"，合理分配相关工作，将信息科打造成专业技术过硬的职能科室。强化科级管理，完善管理制度，工作有落实、有实效、有考核。①建立基于标准作业程序（即 SOP）的业务操作规范并严格执行。包括建立一系列的过程串联、告诉大家一步步怎么做、详细描述每个关键环节并要求每个人对各环节充分理解和每个关键动作都是标准的、如何保证达到期望的结果。②部分重点业务落实 PDCA 执行过程。在质量管理活动中，要求把各项工作按照"做出计划—计划实施—检查实施效果"流程进行，然后将成功的工作流程纳入标准，不成功的留待下一循环去解决。

3.建设数字创新高地

打造技术创新高地。①探索数智健康创新中心模式。探索人工智能、大数据、区块链等新兴技术，医院成立数智健康创新中心，提供办公场地、产品展览、项目路演和智慧产品体验区等空间，联合行业企业，共同研发医疗器械和软件产品，并且在医院内先行试点示范应用，逐步打磨产品，力争研发智慧医院产品 2—3 项，探索市场化路线。②开展大数据驱动的应用技术攻关。利用硬件基础支撑平台、提供云服务、云存储和 GPU 等资源，将智慧医院产生的医疗健康数据进行深度治理，开展基于大数据的医学分析、人工智能模型训练和趋势研判等技术攻关。③创新中心与学科建设对接。创新中心面向全院征集案例和想法，联合公司做研发过程中，对于部分共性问题需要深入探讨其科学本质和核心难题，将此类问题转化到学科团队进行长期研究。特别是对卡脖子技术问题，要求研究人员深入探索，强化研究工作。

4.打造高水平交叉学科

打造一流的"医工信"交叉学科。①紧抓交叉学科发展契机，凝练医学信息工程学研究方向。围绕智慧医院建设，重点选择大数据与 AI 人工智能、数字化超声影像等前沿方向，申报国家级、省级以上课题，发表高水平科研论文，申请省级工程中心或重点实验室，力争在全国范围内打造首个医学信息工程重点学科。②建立"医工信"交叉实验室，强化基础实验。科研带头人组建由科研骨干和研究生组成的科研队伍，申请相关实验场地、实验设备，扎扎实实开展科学实验工作，把实验当作"立研之本"，制定科研管理制度，严守学术诚信。③强化本学科高水平的科研产出。科研工作"破五唯"的同时立新规，基于优质完善的实验设计和结果，力求发表高水平论文和申报国家级项目，争取 5 年内发表 SCI 论文 10 篇以上，取得 IF＞8 的 SCI 论文和国家科学基金的突破。④健全科研参与人员考核制度。特别是继续完善科室科研积分制度，鼓励全体成员参与科研工作，培养严谨的科研精神。

组建高水平的"医工信"人才队伍。①引进高层次人才。通过直接引进和聘用兼职教授等方式不拘一格"纳人才"，协同人力资源部做好人才的科研条件保障。计划引进"青年千人"1—2 人，博士或博士后 3 人以上。②强化内部人才培养。将信息部门的工作人员真正培养成为优秀的医学信息专业人才。通过脱产学习与在职训练这两个人才培养途径，科室有计划地组织专业知识及技能的培训，系统地组织集体科研能力培训。像重视临床科室一样，关心信息人员的外出深造及提高。

制作"医工信"学科发展"战略地图"。①到 2025 年左右，建成以科研骨干、研究生为主体的全链条"医工信"研究体系，科研整体实力进入浙江省一流，浙中地区第一。②到 2035 年左右，学科医教研整体实力进入全国一流，浙江省领先，部分研究方向进入全国领先行列，形成科室品牌效应。③到 2050 年左右，综合实力全国领先，部分优势方向进入国际行列，建成具有自身特色的国际"医工信"研究中心。

第十三章　提升科室员工能力

真正的铁饭碗,不是一辈子固定在一个地方有饭吃,而是不管在哪里工作都有更好的饭吃。对信息部门负责人来讲,其要培养出一支本领过硬、工作出色的信息队伍;对信息部门员工来讲,其要时刻提升自己的能力,使自己立于不败之地,有能力、有信心、有责任完成信息部门甚至单位的重大项目,解决重点难点问题,有为有位,在职务上得到提任,在职称上得到晋升,获得单位、全省甚至全国信息行业同道的认可。

一、常规工作总结

日常工作过程中要注意培养工程师的问题分析和解决能力,我们内部常称为"四步工作法",将此方法始终坚持贯穿在实际工作中。问题分析主要是:当前面临哪些挑战、主要原因是什么、有哪些改进措施。下一步计划主要是:需要获得的资源支持、未来工作计划安排。工作分析主要是:取得了哪些成绩、完成了哪些工作、当前工作进展情况、计划实施情况。经验总结主要是:优化了哪些流程、开发了哪些功能、节约了哪些成本、获得了哪些能力。

作为信息部门的员工，常规工作职责分工明确，日常在承担数据中心管理、网络运维、信息安全、软件运维、集成平台管理和数据治理等具体工作时，总会碰到技术难点和重大问题。此时，往往需要个人深度钻研和团队紧密合作才能解决，当这样的难点或问题解决后，信息部门工程师内心是充满喜悦的，但不能仅仅将问题解决了便结束。一般信息部门会做两件事情，一是召集处置小组针对已经解决的问题撰写事件分析报告，要有事件过程描述、原因分析、采取措施和总结改进等部分，并且在信息部门周例会上进行事件分析汇报，让信息部门所有工程师都知晓，通过该事件得到能力和技术上的提升；二是看该事件延伸出来的问题和处置手段是不是具有共性，能不能形成制度、规范或者需要大家共同遵守的约定，如果是的，由科级干部组织部门里相关人员形成专项小组进行制度、规范或约定的编制，并且在信息部门周例会上进行传达，以便达成共识，共同执行。

当然，信息部门负责人更加应该鼓励大家针对每天重要工作进行回顾性总结。我们提倡每天晚上抽出 10 分钟时间思考，开展回顾性总结，如果认为是重要的总结，可以电子化记录并保存下来。长此以往，信息部门的能力将会不断得到提升，更好地服务单位信息化工作。

二、技术能力提升

信息部门在绝大部分单位属于行政部门，甚至部分单位属于后勤保障部门，不管属于哪个类别，都别忘记我们是技术部门，我们绝大部分员工是工程师，我们要具有相应的专业技术能力。

在专业技术能力提升方面，可以采取几个方面的措施：①购买管理类和技术类专业书籍。通过阅读书籍获得理论知识，形成体系化的专业理论知识，辅以网络上的知识点阅读和期刊数据库查阅，支撑日常工作的开展,将理论和实践结合起来。②参加各类讲座。CHIMA 大讲堂和数字医学云讲堂等线上讲座是向同行学习和交流的主要渠道,线下会议也是不错的选择。信息部门每半个月开展一次讲座,围绕某个主题开展,由部门里某个员工或者邀请外部单位专家来做讲座。③外派工程师锻炼。单位本身不具备实战条件或者基础薄弱时,将新招聘的工程师外派到密切合作公司,参与公司在其他单位的重要项目建设,通过项目实战经验提升新员工专业技术能力。④参加专业技术资格(水平)考试。机关事业单位非常认可计算机技术与软件专业技术资格(水平)考试获得的证书,通过相应类别和级别的考试用书学习,从事计算机行业的工程师也能掌握某个方面的专业知识,再通过考试证明理论水平掌握的程度。

三、质量工具应用

工欲善其事,必先利其器,常见质量工具如鱼骨图、戴明环 PDCA、品管圈、精益管理、根本原因分析 RCA、潜在失效模式与效应分析 FMEA 和灾害脆弱性分析 HVA 等,日常工作过程中对这些质量工具的掌握和应用是极其重要的,是解决信息部门重要问题或者改进信息质量的重要工具,也是信息部门员工提升管理能力的重要手段。

跟临床科室一样,信息部门每年也有科室质量改进指标,比如终端设备故障及时(30 分钟)解决率、信息需求及时(定义某个时间长度)解决率、群体性信息系统故障平均解决时间等,这些指标的确定,往往需要信息部门管理人员使用 PDCA 这样的质量工具做事前的深入分析,经过一段时间的改进,观察取得的效果,最终固化成型。所谓 PDCA,即是计划(plan)、实施(do)、检查(check)、行动(action)的首字母组合,PDCA 循环是美国质量管理专家休哈特博士首先提出的,由戴明采纳、宣传,获得普及,所以又称戴明环,是全面质量管理的思想基础和方法依据。PDCA

戴明环应该成为信息部门每个员工都必须熟悉、掌握和经常运用的一个质量改进工具。

信息系统宕机是信息部门面临的最大问题,造成信息系统宕机的原因有很多,通过科学化、标准化的方式找到信息系统宕机的风险点,建立健全风险管理机制和应对措施,前瞻性的管控就显得尤为重要。信息部门一定要通过对网络、数据库、病毒、服务器和人为操作等因素的分析,计算出不同影响因素的风险级别,有针对性地采取改进措施,做好前瞻性的风险评估。灾害脆弱性分析 HVA 应该每年都开展一次,成为信息部门员工重要的质量工具。同时,也要做好信息系统宕机应急预案编制和桌演,信息宕机不可能完全避免,一旦发生信息系统宕机,如何快速解决以及快速恢复业务是非常考验信息部门整体实力的,每年信息系统宕机演练和容灾备份切换演练成为重要的手段。

其他质量工具,信息部门员工在需要时应该拿得起来,使用得了,发挥得出作用。

四、重视科学研究

做好本职工作和做好科学研究是信息部门员工职业发展的一对翅膀,缺一不可,否则发展将是不平衡的,况且科学研究成果的取得就代表员工自身的科研业绩,是跟随该员工终身的。我们可以采取以下几种方法:①由高学历人才牵头组成的理论研究团队。比如,一名高校科研型博士,再配置若干硕士与本科学历人员组成科研团队,其中硕士和本科人员不一定是专职科研人员,更多的是信息部门的普通员工。根据团队的实际情况和未来发展方向,科研团队分成几个小组,每个小组确定 1—2 个研究方向,比如图像处理和知识图谱等,科学研究方向紧密结合实际工作应用,能够实现从研究成果到创新应用的转化。通过创建省级重点实验室和工程研究中心等重要平台,开展医学信息工程学科建设,推动科研项目、高水平论文、发明专利/实用新型专利等知识产权、软件著作权登记证书、专著和标准规范等科研成果的产出。②基于数智健康创新中心的成果孵化。集合单位内管理和医护人员的想法/点子和科研团队的科研成果,通过技术公司的产品需求分析、系统研发和试点应用,做出实际产品,重点聚焦医疗器械装备研发、软件产品研发和医疗技术创新应用等方面,真正做到从 0 到 1 的突破。基于数智健康创新中心的成果孵化,可以在医院实际场景应用,不断打磨产品/系统的功能,使其更加符合管理和临床的要求,一般试点应用一段时间,产品/系统具备一定完备性时,可以通过科技成果转化方式走向真正的市场推广应用。③把信息化项目建设总结经验形成理论成果。单位信息部门每年都有大量的信息化项目和信息化改造需求,其中很多项目在实施过程中会遇到管理和技术问题,如何做好这些问题的全过程管理,并且在项目期间留下相关文档,都是一种好的项目管理方法,项目结束后的总结既是对当前项目的经验总结,也是对未来项目的进一步完善。比如 2016 年我们第一次探索开展慢性病长期处方,学习台湾的创新模式,利用信息技术手段,不断地完善慢性病长期处方的流程、在线处方激活、医保脱卡支付政策支持和快递配送等功能,2018 年我们撰写了《基于移动互联网的慢性病连续处方配药服务探索》并且在《中华医院管理杂志》上发表。此后,大部分医院在国家卫健委政策的支持下陆续开展了慢性病长期处方的开具和配送等业务。

五、学历学位提升

当前阶段,绝大部分的医院信息部门在招聘员工时都是按照机关事业单位要求和流程执行,在学历学位上已经设定了一定的门槛要求,比如至少是本科学士、计算机相关专业。但是不能仅限于此,信息部门负责人要鼓励大家在学历学位上有进一步的提升,信息部门员工更要有主动提升学历学位的意愿。现在有非常多的高校都在开展研究生招生,如果是本科学历可以报考在职研究生,如果已经是硕士学位可以报考在职博士,专业方向要与本职工作和自己研究方向密切相关。学历学位的提升是理论知识体系化形成的关键,跟着导师做研究的方向也与自己科研能力提升密切相关,理论知识和科研方向又能充分运用到实际工作中,形成相辅相成的闭环提升效果。平时,很多信息部门工程师在沟通过程中,谈得最多的就是整天忙于具体事务,没有时间或者静不下心来看书。通过报考更高层次的学历学位教育,会在一定程度上逼迫自己抽出时间静下心来学习,慢慢地就形成一种学习和看书的良好习惯。

六、职称职务提升

信息部门常规的职称路线是助理工程师—工程师—高级工程师—正高级工程师。一般高校附属医院具有自己的职称评聘制度,对于不同级别职称的申报条件和评审条件要求非常高,特别是对于科研业绩的要求,包括科研项目、论文、专利和成果等。但是非高校附属医院一般都是按照当地卫生健康部门的要求执行,甚至绝大部分医院都是认可计算机技术与软件专业技术资格(水平)考试获得的资格证书的,获得资格证书后还要看医院是否有相应级别专技岗空缺,一般高级职称在岗位数量上有一定的控制,如果有空缺的,一般可以直接聘到相应专技岗,如果没有空缺,只有等到有空缺了才能聘到相应专技岗。

信息部门在职务上的布局,常规情况是科长 1 人、副科长 0—3 人,职务上一个负责人、一正一副、一正两副或一正三副等,职务布局与信息部门人员组成和规模密切相关。信息部门员工在职务上要提升,单位往往会综合考虑员工的管理能力、技术能力和科研业绩等,正科长在技术基础上需要有更多的管理能力,能够管理好科室,也能在领导层和职能部门之间做好沟通协调,争取相应的资源,推动科室向前发展;副科长一般要求在某个方面具备较高的技术水平,比如一个副科长负责软件方面,另一个副科长负责硬件方面,都需要在技术上具备一定的专业优势。信息部门与其他职能部门最大的区别是,除了行政管理和服务功能,其还是一个技术支撑保障部门,需要具备一定的技术能力来保障医院信息化工作的日常运行、重大项目推进和重点难点问题解决等。因此,信息部门员工如果想要在职务上有所提升,需要综合提升自身各方面能力,不断做强自己。

第十四章　重视信息安全问题

　　随着传统物理隔离网络被突破，医院网络信息安全面临越来越严峻的挑战。可以说医院信息化工作做得再好，国家级信息化评审级别再高，一旦出现重大信息安全泄露事件，一切信息化成果都将归零，甚至给相关人员带来牢狱之灾。因此，信息安全责任重于泰山，一切的医院信息化工作都需要以稳定和安全为地基，在此基础上实现创新和突破。

一、管理安全要求

　　随着医疗机构信息化建设的快速发展，院内院外同质化、线上线下一体化的发展趋势，信息系统和硬件设备越来越多，管理和运维越来越复杂，工作量越来越大，无法统筹管理成为信息安全上的最大问题。据国外文献报道，在信息安全类重大事故中，80％是因统筹管理不善造成的。

　　《中华人民共和国网络安全法》提出，针对网络安全建设，需要制定内部安全管理制度和操作规程，确定网络安全负责人，落实网络安全保护责任。医疗机构信息安全管理要着重从人员管理和制度管理两个方面开展，主要采取以下措施。

(一)网络安全知识学习

首先要从意识方面加强，针对医疗机构工作人员特别是信息部门工作人员，需要进行安全意识教育、岗位技能培训和相关安全技术培训。需要对安全责任和惩戒措施进行书面规定并告知相关人员，对违反违背安全策略和规定的工作人员进行惩戒。需要对安全教育和培训要求进行书面规定，针对不同岗位制订不同的培训计划，对信息安全基础知识和岗位操作规程等进行培训。需要对安全教育和培训的情况和结果进行记录并归档保存。

(二)网络安全管理制度建立

制度是约束人的，只有按章办事才能保证信息安全措施的落实到位。需要制定信息安全工作的总体方针和安全策略，说明医疗机构安全工作的总体目标、范围、原则和安全框架等。需要对安全管理活动中的各类管理内容建立安全管理制度。需要建立安全管理中心，对设备状态、恶意代码、补丁升级、安全审计等安全相关事项进行集中管理。

(三)人员管理

任何安全措施的落实，都需要针对相应人员的管控。需要对安全管理人员或操作人员执行的日常管理操作建立操作规程。需要配备一定数量的系统管理员、网络管理员和安全管理员等。需要配备专职安全管理员，不可兼任。同时，关键事务岗位应配备多人共同管理。需要指定或授权专门的部门或人员负责人员录用，应严格规范人员录用过程，对被录用人的身份、背景、专业资格和资质等进行审查，对其所具有的技术技能进行考核。需要签署相关保密协议，从内部人员中选拔从事关键岗位的人员，签署岗位安全协议。需要严格规范人员离岗过程，及时终止即将离岗员工的所有访问权限。工作人员离岗时，应取回各种身份证件、门禁卡和各类信息系统操作权限，以及医疗机构提供的软硬件设备，关键岗位人员离岗须承诺调离后的保密义务后方可离开。需要确保在外部人员访问机房等重要区域前先提出书面申请,批准后由专人全程陪同或监督,并登记备案。需要对外部人员允许访问的区域、系统、设备和信息等进行书面的规定,并按照规定执行。

(四)合作方安全管理

医疗机构信息基础设施和信息系统建设很复杂,合作方涉及范围较广。需要加强各类管理人员之间、组织内部机构之间以及信息安全职能部门内部的合作与沟通,定期或不定期召开协调会议,共同协作处理信息安全问题。需要加强与卫健部门、医保部门、公安机关和电信公司的合作与沟通。需要加强与供应商、业界专家、专业的安全公司、安全组织的合作与沟通。需要建立外联单位联系列表,包括外联单位名称、合作内容、联系人和联系方式等信息。需要聘请信息安全专家作为常年的安全顾问,指导信息安全建设,参与安全规划和安全评审等。

(五)系统管理与信息使用

需要根据各个部门和岗位的职责明确授权审批事项、审批部门和批准人等。需要针对系统变更、重要操作、物理访问和系统接入等事项建立审批程序,按照审批程序执行审批过程,对重要活动建立逐级审批制度。需要定期审查审批事项,及时更新需授权和审批的项目、审批部门和审批人等信息。需要记录审批过程并保存审批文档。需要对终端计算机、工作站、便携机、系统和网络等设备的操作和使用进行规范化管理,按操作规程实现主要设备(包括备份和冗余设备)的启动/停止、加电/断电等操作。需要确保信息处理设备经过审批后才能带离机房或办公地点。

(六)安全考核

需要定期对各个岗位的人员进行安全技能及安全认知的考核。需要对关键岗位的人员进行全面、严格的安全审查和技能考核,并对考核结果进行记录并保存。

二、设备安全要求

随着医疗行业数字化转型快速推进,绝大多数医院通过广泛应用物联网技术,将医疗机构的联网医疗设备、无线查房终端、远程护理系统、医疗研究数据、互联临床信息系统、安防监控系统等海量数据融合交互,打破了各部门的信息孤岛,大幅提升了医院的管理精细化水平和诊疗服务能力。但同时,医疗设备如果发生安全事故,将对整个医院信息系统稳定运行和病患的个人隐私造成较大影响。

(1)外部设备入网不受管控,私接、仿冒隐患大。当前,医院网络中设备类型缺乏梳理归类和分别管控,导致大量的电脑、大型医疗设备、医疗终端、自助挂号机相互混在一起。同时缺乏针对医疗设备接入的管控措施,导致医院网络大门完全敞开,新设备可通过网线或 Wi-Fi 随意接入医院核心网络,厂商维护人员甚至不法分子通过网线即可将电脑接入医院内网,能够随意访问下载 HIS、电子病历等系统的核心敏感数据,甚至对系统进行网络攻击,给医院带来经济损失和法律风险。

(2)设备自身安全问题突出,漏洞、弱密码普遍。针对各部门使用的医疗设备,缺乏相关的漏洞检查手段,同时医疗设备近年来频频曝出安全漏洞,极易被网络攻击和病毒入侵利用,进而造成医疗机构暂停服务,更有甚者可能导致造价高昂的医疗器械故障、报废,造成医院经济损失。

(3)厂商远程运维行为不受控,数据泄露风险高。当前各科室医疗设备普遍自带远程联网功能,西门子、飞利浦、迈瑞生物等制造厂商维护人员,可通过医疗设备自带的联网功能,直接从互联网远程接入设备进行升级和维护。由于该远程接入不经过医疗机构网络出口,且没有任何监管手段,存在极大的数据安全隐患,如运维人员何时做了操作、具体动了哪台、拿了什么数据、有没有进入服务器等,对于医院来讲完全不可视、不可控,且近年国内曾多次发生厂商运维人员私自下载医院敏感数据的事件。因此，不受控的远程维护对医院信息数据安全带来极大隐患。而越来越完善的国家法律法规和严格的各级政府监管，对于设备安全提出了更加严格的要求。

一是等级保护物联网安全扩展要求。网络安全等级保护，是国家《网络安全法》明文规定的强制性建设内容，绝大部分医疗机构已经针对通用网络部分进行了等级保护安全建设和测评认证。现如今随着医疗设备的逐渐增加，已形成一定规模并发挥重要作用，因此需要参照等级保护物联网扩展要求，进一步对物联网部分进行补充性安全建设，以避免可能的法律风险。

二是国家市场监管总局发布医疗器械网络安全要求。国家市场监管总局于2022年3月7日修订发布施行《医疗器械网络安全注册技术审查指导原则（2022年修订版）》。其中明确指出，医疗器械安全出现问题不仅会侵犯患者的隐私，而且可能会产生医疗器械非预期运行的风险，导致患者或使用者受到伤害或死亡。

结合以上存在的问题现状和国家关于监管的要求，探索采用设备安全管理"四步走"的思路，解决设备安全问题。具体建设内容分为"摸清家底、发现风险、有效管控和闭环处置"四个流程。具体建设办法如下：

第一，摸清家底。通过相关技术手段对医疗机构各类设备进行梳理，归类为医疗设备、数据中心设备、智能化设备、终端设备等设备类型，并识别出西门子、GE、飞利浦、迈瑞医疗、IBM、DELL等具体厂商品牌，在此基础上标注出设备所属科室、位置，并建立起医院的设备台账。

第二，发现风险。通过扫描等方式发现设备自身存在的安全隐患，包括但不限于设备漏洞、弱口令、配置不当等，及时消除被黑客攻击利用的可能。同时监测分析设备与数据中心业务系统的网络交互行为，以确保设备为正常运行状态，一旦出现被远程控制、入侵等异常行为，能够快速发现并告警，防止对医院业务造成进一步影响。

第三，有效管控。在此基础上对设备进行有效管控，通过安全准入控制等技术，对所有新接入的设备进行身份合法性确认，只有确认是医疗新采购的设备,或合法的厂商运维人员,才能通过审批入网。除此之外的外部不可信设备或仿冒替换的设备无法接入医疗机构网络。

第四,闭环处置。通过统一的设备安全管理平台,能够监测设备的运行安全状态,并在发现威胁或异常后能够远程快速联动处置,最终构建起设备的安全防护体系,有效保障医院诊疗业务的平稳安全运行。

三、应用安全要求

由于网络技术日益成熟,黑客也将注意力从以往对网络服务器的攻击逐步转移到了对应用的攻击上。Gartner 的调查报告显示,信息安全攻击有 70% 都发生在应用层而非网络层面,同时数据也显示 2/3 的 Web 站点都相当脆弱,易受攻击。绝大多数医院将大量的投资花费在网络和服务器的安全上,通常在网络中会部署防火墙、IPS、防病毒等安全工具,但是这类工具对于 Http 和 Https 的应用层攻击往往无法检测,没有从真正意义上保证业务本身的安全,给黑客可乘之机,导致应用成为黑客的主要攻击目标。

医疗机构业务系统高度集成,逻辑复杂,导致安全问题频发。攻击者攻击成功后会修改业务数据,中断业务运行,窃取和加密业务数据,并遥控病毒木马持续横向扩散感染其他业务。攻击者利用医疗机构在业务开发时期没有对代码安全进行评估,从而通过 Web 攻击医疗信息系统,实现对 Web 服务器、数据库的攻击,造成数据库信息被窃取;利用服务器操作系统漏洞、应用软件漏洞,通过缓冲区溢出、恶意蠕虫、病毒等应用层攻击,获取服务器权限,使服务器瘫痪,导致服务器、存储等资源被攻击。此外,来自其他安全域的病毒、木马、蠕虫的交叉感染,使得数据中心成为"养马场";访问控制权限不当、系统误配置导致敏感信息跨区域传播的问题。攻击者还会利用协议漏洞,对服务器发起拒绝服务攻击,使得服务器无法提供正常服务,导致业务中断。

为了解决以上各类应用安全问题,需要采取一定的技术手段和措施,主要包括以下方面。

(1)创造安全的应用部署环境:通过等级保护网络安全建设,提高应用部署环境的安全性。

(2)应用上线检测:在应用上线前,对应用进行代码审计、基线核查、漏洞扫描、渗透测试等安全性检查,满足安全要求后才可以上线。

(3)应用安全保护:应用前端部署下一代防火墙等设备,精准设置访问控制策略,实现应用服务器区、数据库服务器区、DMZ等区域的网络安全域划分,阻挡黑客攻击。在操作系统上部署 EDR 类产品,及时发现并查杀病毒,及时进行漏洞修复。

(4)应用安全持续监测:通过态势感知产品持续被动性监测,结合定期主动性漏洞扫描、安全评估服务,及时发现应用的脆弱性和安全风险。

四、数据安全要求

近年来,医疗行业信息化得到全面快速发展,互联网、大数据、云计算等新兴技术与传统医疗不断深化融合,促进了医疗服务水平提升。在新冠疫情防控期间,许多医院、基层医疗卫生机构、专业公共卫生机构等通过互联网提供在线问诊、智能问药、药品快递到家等服务,减少了接触传染的风险,增强了就医的便捷性,提高了优质医疗资源的利用效率。医疗行业积累了大量患者个人数据、患者病史数据、医嘱处方数据、药品器械价格数据、医护人员数据等医疗数据,并开放给各个合法组织使用。全面优化全员人口信息数据库,实现全员人口信息数据库行业内实时共享;电子健康档案数据库建设,推动电子健康档案应用和逐步向个人开放;规范电子病历数据库建设,推进公共卫生和患者服务信息共享;完善基础资源数据库建设,完成医疗健康基础数据和公共信息资源的集聚整合。医疗数据快速流转,产生的数据价值得到广泛认可,同时这些也意味着医疗数据安全问题日益凸显。

数据资产重要性已经形成各界共识,数据安全合规监管成为重中之重;内部人员利用合法身份访问窃取数据防不胜防,数据安全事件屡禁不绝;数据资产分布广泛,访问复杂,保护难度提升;安全意识淡薄,导致整个组织面临安全威胁。保证网络安全和数据安全建设是共享开放的基础。

2020年3月30日,中共中央、国务院明确将数据作为新型生产要素写入政策文件。培育发展数据要素市场,释放数据红利,已成为推动经济高质量发展的新动能。《网络安全法》《数据安全法》《个人信息保护法》相继出台,对数据安全保护提出了建设要求和违规处罚规定。杭州首例个人信息保护案获赔3.4万元,被告未经他人许可,在互联网上公然非法买卖、提供个人信息4万余条,导致相关人员信息长期面临受侵害风险,法院依法宣判罚款及赔偿。但是,目前数据安全还存在如下问题。

1.数据安全工作开展缺乏系统方法

数据源自业务活动,主要在应用系统中处理,过往以IT基础设施为核心的网络安全建设方法并不适合。医疗机构需要以健康数据为中心,重新构建数据安全工作方法才能有效推动工作开展。需求不清晰、责任不清晰、关系不清晰成为数据安全工作的最大障碍。

2.缺乏数据安全专业技术人员储备

数据安全工作涉及数据管理、监管合规和业务逻辑等多个领域,当前医疗机构的网络安全岗位大多以IT基础设施为单元设定,现有人员职责、技能都难以满足数据安全工作要求。

3.缺乏数据安全风险感知和预防能力

数据资产在哪里?风险有哪些?以何种形式存储?哪些人在使用数据?数据使用状态如何?如何预防数据勒索泄露等事件?诸多方面的数据安全风险感知和预防能力缺乏,导致数据安全问题层出不穷。

4.工具碎片化无法形成联动防护机制

数据安全事件如何阻断？如何优化策略进行联动保护,防止复发？如何建立应急响应机制？

数据安全防护措施缺失,各类数据安全工具使用存在单一性,缺乏联动防护机制。数据安全是一个体系化的工作,需要理解《数据安全法》的管控框架及合规框架;以合规为抓手,保护数据处理活动,成为治理数据安全工作的必经之路;采用开放平台的模式,整合先进数据安全能力,敏捷应对数据安全场景复杂多变和持续赋能问题。总体数据安全建设分五步走。

(1)初步做好数据安全建设。数据安全和网络安全密不可分,要依托现有成熟的网络安全建设方法做好网络安全等级保护和网络安全服务;把基本工作做扎实,消除数据安全建设过程中的"噪音"。

(2)风险识别与差距评估。通过引入专业服务人员和专业的工具,对医疗数据资产做梳理,根据数据种类、数量、分布、流转、权限、责任现状,摸清底数、明确权责,为数据安全保护奠定基础。进行数据安全风险评估,按照安全级别、重要性、量级、使用频率进行分域分级分类存储,找到数据安全最薄弱环节。编写数据安全建设规划、加强数据安全意识和技术培训,做好数据安全建设的准备工作。

(3)建章立制并重点管控。需要在医疗机构主要领导的指导下,建立数据安全委员会,明确数据安全管理部门和职责。建立数据安全人员管理制度、数据安全技术管理制度、数据分类分级制度、数据安全应急响应制度、数据安全教育培训等制度。明确关键的、可交付的、成熟的数据安全建设场景:①终端数据防泄密,通过加密机对重要医疗健康数据加密、终端安装杀毒软件做好终端的数据防泄密工作。②数据使用安全,通过 API 安全网关,识别承载数据的数据类型、接口类型,识别 API 接口存在的脆弱性、安全风险,明确监测的必要性和优先级,确定与数据安全风险相匹配的监测内容。③数据访问安全,构建零信任体系,对访问数据的身份做认证、环境做检查、行为做分析、过程做加密、外发做审计、拷贝做管控、查阅做水印;也可以通过桌面云、本地沙盒的方式保障访问数据不落地。④数据库运维安全,建设数据安全运维管控平台、数据脱敏、数据库审计系统,确保数据库运维安全性。

(4)分级保护且持续合规。建设重要健康数据分类分级平台,通过数据分类分级确定可以公开的数据,并通过静态数据脱敏对公开数据中的个人信息进行脱敏,建立数据的识别和脱敏去标识化能力,对开放数据进行安全防护,对爬虫、攻击等行为进行阻断。同时逐步建设数据库透明加解密、终端数据加密、App合规检查、数据库水印溯源和数据灾备等能力。

(5)持续优化及运营。建设健康数据安全大脑,围绕对数据开放API的爬取、滥用进行监测和预警,全面监测数据安全风险。展示终端暴露在网络环境中的安全风险,通过内外部的实时流量及终端风险脆弱性评估统一展示终端的安全状态;展示业务过程的数据实时流转情况,将敏感数据和用户、应用、API进行关联呈现;对业务访问、上网行为、API交换等过程进行监测和分析,识别越权访问、数据脱库、异常攻击等数据安全风险,及时预警;利用事件/样本关联分析、关键字搜索、相似度匹配等技术,定位数据泄露的可疑事件。

五、无线安全要求

无线网络已经得到了广泛的应用,但是无线网络与有线网络最大的区别在于传输媒介的不同,无线网络信号传输是在自由空间中进行传输,而不是像有线网络是在物理缆线上进行传输,因此无法通过对传输媒介的接入控制来保证数据不会被未经授权的用户获取。所以,无线网络面临着一系列的安全问题。

医院外网无线主要是面向病患和家属的手机、平板等终端设备。外网无线直接关系到网络公共区域的安全问题,是网络安全检查的重点区域,也是许多网络攻击的重灾区,因此网络安全尤为重要。无线内网作为重要业务的传输通道,安全是重中之重。所以无线网络应该基于各种应用的流量控制,屏蔽非法连接和攻击,对各种网络攻击行为实现攻击报警、主动防御。

医疗机构的无线网络作为开放型的网络,面临着来自网络的内部威胁和外部威胁,而内部威胁尤为严重。一是具有患者流动快,安全性能差异大,网络应用多样,网络访问方式差异大等特点,很容易发生内部网络攻击;二是在无线网络安全系统中针对内部攻击的防范措施较少;三是部分网络黑客和不法人员作为医疗机构的合法用户,对用户的信息安全和医院的网络进行攻击,非法获取用户或医院的信息,破坏网络系统的正常运行。医院无线网络面临的安全威胁主要有以下几点。

1. 信息截获和监听

攻击者通过无线网络监听工具对局域网上传输的数据包进行截获和监听,窃取重要的信息,如账户密码、个人基本信息和医疗健康信息等。

2. 非法入侵

攻击者利用无线系统的安全漏洞,绕过系统的安全机制,获得高级别的访问权限,非法访问被攻击者的各种系统资源和数据,窃取用户和医院的数据和信息。

3. 无线网络攻击

无线网络的传输特性,造成了无线网络在物理层、数据链路层和网络层的安全变化,使其很容易被窃听、干扰和黑客攻击。

4. DOS 攻击

主要对医疗机构网络中的服务器进行攻击。攻击者向服务器不断发送大量的请求,导致服务器资源耗尽,甚至使医疗机构服务器死机、网络瘫痪和系统失效。

5. 身份认证风险

医疗机构外网无线网络属于开放型网络,其无线网络的密码通常属于弱口令范畴,攻击者很容易利用暴力破解方式对密码进行猜解,需要完善的身份认证机制对用户的合法性进行验证和管控。

针对无线网络安全存在的诸多问题,提出如下解决方法。

1. 部署无线网络上网行为管理

部署无线网络上网行为管理于有线网络和无线网络之间,针对无线网络环境下的员工、访客等人员,提供接入认证、权限控制、合规审计和流量控制等功能。

2. 建立安全便捷的用户认证体系

为了针对不同角色身份的用户,避免身份冒充、权限滥用等,因此提供既安全又便捷的认证方式。

(1)内部员工认证:通过本地认证功能,能够准确识别上网用户,从而对该用户进行上网行为管理,在医护终端接入无线时,通过角色分配来实施用户权限控制。

(2)外来访客认证:为了省去复杂的临时账号申请机制,让外来访客便捷地接入网络,但又满足合规要求,可提供短信认证、微信认证、二维码认证等多种方式,当访客接入网络后,系统会自动推送专门针对访客认证的界面。

3. 无线射频防护

医疗机构内网的移动终端承载着大量的个人隐私以及重要的健康信息,因此必须在医院环境里部署具有防钓鱼功能的无线射频防护系统,才能保证数据安全。内置无线入侵检测系统(wIDS)、无线入侵预防系统(wIPS),对非法接入点进行检测以及反制,可以对具备某些特性,如特定 SSID(与原网络相同或相似)、非法 AP 的 MAC(物理地址)或者非网络控制器所管理的 AP 发射出的无线信号,进行实时扫描、检测。检测到钓鱼 Wi-Fi 后可对其进行反制,引导无线终端不接入钓鱼 Wi-Fi,从而保护无线安全。

4.无线网络加密

无线网络里数据在空中传输,承载医疗机构内部重要业务数据,需要高效且可靠的加密机制来避免数据被暴力破解或篡改。无线网络需支持国际标准的多种数据加密方式,保证业务数据在传输过程中既安全又可靠。

5.无线攻击防护

(1)DDOS防御。限制每个终端的并发连接数(可配置):一个终端(以MAC为单位)统计当前该终端session总数,超过配置数则视为超限,不允许新建连接,不加入动态黑名单即不踢出去。终端SYN攻击检测:检测每秒发起的SYN包个数,超过配置的数目即认为发生攻击,拒绝所有数据包,并加入动态黑名单。小包攻击:可定义小包大小,如果在短时间内小包个数超过配置数目则视为攻击,拒绝所有数据包,并加入动态黑名单。统计小包个数时,如果终端发出了若干大包,能够抵消相同数量的小包数,有若干发往终端的数据包(不区分大小)也能抵消相同数量的小包。白名单功能:医院IT管理员可设置白名单功能,白名单中最多可以配置256个MAC地址,处于白名单中的MAC地址不受此功能控制。

(2)DHCP请求泛洪攻击防御。通过采取防御措施,防止某些恶意用户利用工具伪造大量DHCP请求报文发送到服务器,导致合法用户无法获得IP资源,或者如果交换机上开启了DHCP Snooping功能,会将接收到的DHCP报文上送到CPU,因此大量的DHCP报文攻击设备会使DHCP服务器高负荷运行,甚至会导致设备瘫痪。

(3)扫描防御。在固定时间内对流量进行扫描,发现超出预定范围的相关值时及时提出报警的功能。

(4)ARP欺骗防御。对内网PC的ARP表的欺骗的原理是截获PC数据。它通知伪造的、错误的内网MAC地址,并按照一定的频率不断进行,使真实的地址信息无法通过更新保存在 PC 中,结果 PC 的所有数据只能发送给错误的 MAC 地址,造成 PC 无法收到信息。内网 PC 的网关欺骗是伪造网关,即建立假网关,让被它欺骗的 PC 向假网关发数据,而不是通过正常的路由器途径上网。在无线网络中,防御 ARP 欺骗的有效方法是网络管理员分别在主机或接入点上和路由器或控制器上对 IP 和 MAC 地址进行静态映射绑定。

(5)动态黑名单。其动态黑名单是用户隔离功能之一。当发现某个终端对系统网络发起恶意攻击,可以把它添加到黑名单中,从而实现隔离。

(6)DHCP Snooping。启用"受信任的 DHCP 服务器"选项,并配置合法的 DHCP 服务器 IP 地址,网络控制器及接入点将只转发来自受信任 DHCP 服务器的 DHCP 报文,来自其他 IP 地址的 DHCP 服务报文将被丢弃,从而保证 DHCP 服务能正常运行,不受干扰。

6.病区网络终端隔离

一般情况下,医院可以根据不同病区不同科室划分不同 VLAN,方便管理。而在单病区中,为了减少病毒等攻击的传播,在无线网络部署时,应当启用 VLAN 内用户隔离功能。

一方面,禁止同一 VLAN 内的用户之间相互通信,可以减少同一个 VLAN 内无线终端间的广播报文,提高了无线网络性能,同时提高了安全性。另一方面,避免某些感染了病毒的手持终端传播病毒的风险,最大限度地确保医院内网安全,提高业务效率。

7.内网隐藏 SSID

为避免医院内网无线网络被非法用户通过 SSID 搜索到,并建立非法链接,可以禁用 AP 广播 SSID,隐藏无线 SSID,当开启了隐藏 SSID 功能后,无线终端必须手动配置该 SSID 标识才能接入 AP。

8.内网无线运维管理设计

医院内网无线网络应具备良好的监控管理功能,实现统一的网络管理,并力求降低复杂程度,提升网络管理的效率。

六、环境安全要求

信息安全的本质是人与人的对抗,社会工程学攻击日渐凸显,如终端未锁屏、白板留会议纪要、打印材料无保护、办公笔记本无保护、抽屉未锁、移动设备无保护、明文账号口令、公文包无保护、废弃材料无粉碎等都有可能成为黑客的突破口。

(一)工作环境保护意识

禁止随意放置或丢弃含有敏感信息的纸质文件,废弃文件需用碎纸机粉碎。废弃或待修磁介质转交他人时应经管理部门消磁处理。离开座位时,应将贵重物品、含有机密信息的资料锁入柜中,并对使用的电脑桌面进行锁屏。应将复印或打印的资料及时取走。UKEY 不使用时应及时拔出并妥善保管。禁止将手机和无线(例如:360 Wi-Fi 等)连接办公电脑(内网)。

(二)安全保密意识

敏感及内网计算机不允许连接互联网或其他公共网络。处理带敏感信息的计算机、传真机、复印机等设备应当在单位内部进行维修,现场有专门人员监督,严禁维修人员读取或复制涉密信息;确需送外维修的,应当拆除涉密信息存储部件。敏感信息设备改作非涉密信息设备使用或淘汰时,应当将涉密信息存储部件拆除。敏感及内网计算机不得使用无线键盘、无线鼠标、无线网卡。敏感文件不允许在非涉密计算机上进行处理。严禁在非涉密计算机上处理、打印、存储涉密文件;严禁遮盖密件红头、密级违规私自复印。严禁私自留存、扫描、拍照、销毁涉密文件;严禁利用微信、钉钉等即时通信工具和互联网传输涉密事项。

（三）安全操作规范

内外网数据交换需使用专用的保密 U 盘或刻录光盘。内网电脑不得连接访问互联网。关键终端的用户口令不能过于简单，且要定期更改。重要文件存储应隔离存储/加密处理。重要文件通过网络、邮件等方式传输时进行加密处理。开启计算机屏保功能并设置密码，在暂时离开计算机时锁屏。

七、安全服务要求

随着信息系统的网络规模和复杂性不断增加，面对黑客攻击、未经授权入侵和其他威胁的风险也在逐渐增加。许多信息部门系统管理人员常常忙于解决日常运维过程中出现的琐碎问题，以维持信息系统的持续稳定可用，而没有更多精力定期检查信息系统中是否存在安全隐患、跟踪并获得相应的漏洞补丁、及时修复信息系统安全问题。为了降低信息系统中安全隐患被非法利用的可能性或在被利用后能及时响应，需要有专业的信息安全服务人员协助系统管理人员进行安全运维工作。

以安全效果为目标的安全运营体系需要持续进行，也就是需要贯穿日常安全工作中。安全工作本身是风险管控的过程，在信息安全领域，风险主要存在 4 个控制要素：资产、漏洞、威胁、事件。只有将上述 4 个控制要素管控好，才有可能管控好风险，最终实现安全合规，安全风险可控，安全能力可量化。"人机共智"模式下，安全专家长期的经验可以固化到机器中，提高效率与效果；机器检测到的安全信息再由安全专家进行确认，此过程等同于机器训练的过程。这不单单体现在安全问题检测和安全问题的处置上，安全专家固化出每一类安全事件的操作规范，在持续服务的过程中持续校验、审视操作规范，确保每个事件可被专业处置，最终实现检测效率越来越高，处置越来越专业，人和机器高效融合。

(一)资产管理

信息资产是风险管理中的基础部分,只有管理好信息资产才能更有针对性地控制住安全风险。资产管理服务提供资产管理制度,资产识别、录入以及资产全生命周期的追踪管理,为用户清晰掌握单位资产信息,减少僵尸资产以及安全暴露面。

资产管理服务分为两个阶段,管理制度设立以及资产的持续管理。在管理制度设立阶段,主要明确资产管理的相关制度,如资产新增、变更、维护、下线等相关的管理流程以及责任人员。资产的持续管理阶段,主要是全面识别、梳理和管理资产,该阶段应该贯穿到日常的安全工作中。

(二)漏洞管理

利用漏洞扫描工具扫描网络中的核心服务器、重要的网络设备以及Web业务系统,包括服务器、交换机、防火墙等,以对网络设备进行安全漏洞检测和分析,对于识别出的、能被入侵者用来非法进入网络或者非法获取信息资产的漏洞,将这些漏洞信息与业务资产信息通过漏洞管理平台进行统一关联、展示与追踪,可以有效地追踪业务资产漏洞全生命周期,实现漏洞信息全生命周期的可视、可控和可管。

识别:其作用在于确定安全漏洞分析与管理服务的范围。明确需纳入服务范围的IT资产;确定安全漏洞扫描的频率与流程,以最大限度地降低对生产及业务的影响。

评估:使用扫描器进行安全扫描,以评估资产的安全情况,审阅自动生成的漏洞报告,确保扫描成功执行,结合威胁情报库,获取实时的安全漏洞信息。

重要性排序:基于风险对评估结果进行重要性排序,使得组织内部的漏洞工作有的放矢。依据资产的分级分类结果,对安全漏洞的风险等级进行重新排序。

修复:与相关负责方共同提供可落地的修复方案。针对已识别的安全漏洞,明确切实可行的漏洞修复计划;漏洞修复计划中也将包含可降低风险的安全管控措施。

管理与衡量:定义安全服务衡量指标,以评估安全服务的成果及有效性。

(三)威胁监测与主动响应

对不同安全设备的安全日志、流量进行关联分析,通过安全专家主动识别网络和主机中的安全威胁,主动响应,协助闭环处置安全事件。建立对安全威胁的 7×24 小时持续监测机制,将信息安全事件关口前移,提供安全威胁的修复协助与指导。

针对安全威胁的识别、响应、恢复及汇报,各环节的流程和步骤如下:

(1)识别:根据安全威胁的范围和影响,明确后续行动计划。

(2)响应:通过相关的技术手段,控制安全威胁的影响范围,包括配置防火墙/IPS 规则等。

(3)恢复:修复受影响的系统,并协助将系统恢复到正常运行状态。

(4)汇报:进一步更新安全威胁应用场景,包括详细的威胁信息/指标,以及相应的修复流程,用于流程的进一步完善。

(5)安全威胁检测:收集所需的网络流量及安全相关的日志信息,将其汇总到安全运营中心,以供安全专家分析并处理相应的安全威胁,以实现对单位安全威胁的监测。

(6)协助修复:基于已定义的应用场景,协助单位修复安全威胁,有效管理已识别的安全威胁。安全威胁修复包括以下几种方式:根据在安全用例中已定义的流程,协助组织修复识别到的安全威胁。通过邮件、即时通信、短信等方式通知并提醒相关部门,并提供安全威胁修复上的相关指导。利用人机协同机制,快速而安全地开展安全威胁修复工作。依据组织的应急响应流程,告知对应的部门或人员。

(7)汇报:提供可衡量的指标,以展示安全服务的有效性,以及需要重点改进的领域。基于一定时间内所识别的安全威胁,提供未来的安全建设及规划建议。向关键利益相关方展示安全服务的投资回报率。

第十五章　把握未来发展之路

医院信息化发展到现在已近 30 年,成为推动医院高质量发展的重要动力,而信息部门是医院信息化工作的具体承担科室,其发挥着越来越重要的作用。未来,信息部门将承担更大的责任,需要具有更大的作为,具有更广阔的发展前景,更需要把握未来发展之路。信息部门要从被动承担信息化工作向主动型、创新型和价值型工作转变。凡是可替换性强的、能产生充分市场竞争的且需要持续投入的项目/工作,都可以尝试服务外包方式,信息部门要将重心放在基础信息系统、支撑保障设施、数据治理体系、核心软件自主可控、IT 新技术融合应用、数智健康创新发展和科研与创新紧密结合等方面,突出医学信息工程学科发展的重要性,为医疗信息化行业发展做出更大贡献。

一、基础信息系统成熟

医院信息化发展到目前阶段,已经建设了大量信息系统,而医院信息系统是一个超级复杂的系统,整个系统由面向不同业务的上百个子系统构成,并处于不断扩展的动态过程中。同时,由于需要实现业务协同,子系统之间还存在着千丝万缕的联系与互动。医院基础信息系统的基本含义,也即在众多的医院信息系统模块中,应一体化设计,不宜采取异构方式集成的、具备(最少)核心功能的医院信息系统模块集合。医院基础信息系统的最小构成应包括患者管理、电子病历、计价收费三大板块。其中,患者管理包括门诊挂号、住院登记、病案编目等,电子病历包含门诊医生工作站、住院医生工作站、护士工作站(含移动)等,计价收费则囊括门诊收费、住院收费、价格管理等功能。

(一)支撑核心业务"链"

既然是基础信息系统,首先应当支持"基础业务",也即以临床为中心,覆盖患者就医核心环节,前序包含挂号、住院登记等,后序包含收费、病案管理等。

早期的医院信息系统基于半自动化流程设计,受工作模式与应用范围所限,子系统之间联系不紧密,信息流也欠流畅。目前,绝大部分医院已实现了全数字化的工作流程,因此系统功能及信息流应按照全数字化工作链条进行优化设计。

同时,在支持传统业务的基础上,医院基础信息系统还应为医院未来多元化的业务模式提供核心服务。什么是核心服务?以银行为例,在过去这么多年的信息化建设中,银行信息系统经过多次升级迭代,但核心服务系统始终没有很大变化,只是在外在应用形式上不停地进行创新。

医院的核心服务是什么呢?比如说挂号服务、缴费服务、医嘱审核等都可以列入。医院信息系统功能模式多样化发展,需要统一核心业务逻辑。如同银行核心系统一样,医院信息系统也应该建立核心功能服务,在系统建设时应该单独设计这些核心功能服务模块。

(二)汇集医疗数据"池"

从信息系统的集成形态看,如果能从网状结构进化到星形结构,那么集成工作可大幅度简化。对于医院信息系统而言，星形结构中间的红点是什么？是应用集成平台吗？我们认为不是。应用集成平台只是把系统与系统之间点对点的集成网，从平台外部转移到了内部而已，在当前普遍需要定制接口的情况下，其本身并未简化集成工作。

我们应该把基础信息系统放在"红点位置"。让基础信息系统拥有所有医疗数据，这样一来，外围的应用系统不用再两两之间发生关系，只需和基础信息系统打交道即可。

我们知道，CDR是电子病历的核心。目前，电子病历的实现途径有两种，一种是内置式的，即医护工作站内嵌CDR；一种是外挂式的，即由第三方通过数据集成形成CDR并提供浏览，医护工作站借助浏览器调用CDR。不难看出，内置式CDR更有助于数据与功能融合，有助于数据驱动和智能化功能实现。

因此，我们认为医院基础信息系统应构建医疗数据"池"（CDR），将基础信息系统作为整个医院信息系统医疗数据的归档中心，这样才能为整个系统提供医疗数据服务，并以此支撑星形集成架构、电子病历以及数据二次利用。

（三）提供开放接口"库"

封闭，是当前医院信息系统发展的最大技术障碍。由于缺乏标准化接口，大量的系统集成工作需要定制，甚至有的完全封闭的"哑巴系统"根本无法定制。医院常有的"被厂商绑架"的感觉，就来自系统封闭。

医院基础信息系统承担着"开放"的责任与义务。它是基础业务的载体，直面临床；是一切医疗行为的源头，需要向下游传导；与周边系统互动最多，是信息的"交互中心"；拥有最核心的数据资源，需要对外提供服务。同时，医院基础信息系统还要承担起建立和遵循业务集成规范的义务，起到规范业务流程的作用。通过开放接口库，医院基础信息系统为多个应用系统提供多元化接口，为整个医院信息系统起到集成框架的作用。

医院基础信息系统应开放哪些内容呢？一般有三类：①开放数据，

以接口的方式对外数据共享;②开放事件,对外提供事件通知;③开放服务功能,对外提供基础服务功能。

二、支撑保障设施稳定

信息化支撑保障设施是医院信息化建设的基石,保存着医院所有的医疗业务和行政管理等数据,是医院高质量发展不可或缺的无形资产,其安全性将是重中之重,支撑保障设施工作完全由信息部门管控,所以确保支撑保障设施的稳定性、可靠性和安全性是信息部门摆在第一位置的工作。因此,针对医疗业务和行政管理等数据的安全性,迫切需要一套大容量、高性能的存储设备进行集中数据存储,并建立起一套合理的容灾备份方案,以便于管理、保存、易用数字化资源,实现数据资源的保护管理。

浙大四院根据IT建设规划,经过与各厂商和技术专家的交流,合理评估资金投入和保护级别,将在数据集中的基础上,建立容灾备份中心,并在将来形成两地三中心的数据容灾方式。

浙大四院通过与浙江大学"一带一路"国际医学院的协作共享,建立了"两地三中心"的数据中心容灾备份解决方案。两地是指主院区、国际医学院;三中心是指生产中心、本地容灾中心、异地容灾中心。

本地双中心是在医院主院区内不同楼栋,建立两个可独立承担关键系统运行的数据中心,双中心具备基本等同的业务处理能力并通过高速链路实时同步数据,日常情况下可同时分担业务及管理系统的运行,并可切换运行;灾难情况下可在基本不丢失数据的情况下进行灾备应急切换,保持业务连续运行。与异地灾备模式相比较,本地双中心具有投资成本低、建设速度快、运维管理相对简单、可靠性更高等优点。

异地灾备中心是指在距离较远的地方建立一个备份的灾备中心,用于双中心的数据备份,当双中心出现自然灾害等原因而发生故障时,异地灾备中心可以用备份数据进行业务的恢复。

两地三中心模式存在较大的优势：

(1)本地双中心有效保证了数据的安全性和业务连续性；

(2)异地复制数据,根据灾难情形,尽可能降低数据丢失几率；

(3)同城双中心为同步复制,数据实时同步,RPO＝0；

(4)异地保持一定的距离,确保数据安全性,保证数据一致性,保证了数据的有效保护,RPO 15min,RTO 30min；

(5)异地容灾带宽要求低,先进的复制机制提高带宽利用率。

浙大四院通过"两地三中心"的数据中心的建设,达成了安全、投入、性能等各方面的目标。

第一,充分利用资源,通过业务、科研等需求的平衡,对计算资源进行弹性分配,避免了一个数据中心常年处于闲置状态而造成浪费。通过资源整合,本地"双活"数据中心的服务能力是双倍的。

第二,本地"双活"数据中心,如果断了一个数据中心,另外一个数据中心还在运行,对用户来说是无感知的。而单个灾备中心的模式,如果生产数据中心瘫痪,需要半个小时甚至两个小时或更长时间才能启动灾备中心,在启动灾备中心的时间里,各类医疗业务将基本停滞。

第三,异地容灾中心,可以完全支撑本地"双活"数据中心宕机的状况,保障业务和数据安全。同时,在未启动异地容灾中心的情况下,容灾中心的计算资源可供医学院科研教学使用,提高了资源的利用率。

第四,部署"两地三中心"的数据中心的投入、难度都较大,需要选择合适的双活方案,尤其是异地的容灾备份,涉及数据同步效率问题。如果数据同步效率达不到要求,在灾难发生时就会造成一段时间的业务数据丢失。而异地双活涉及众多底层应用的改造,存在较大技术难度,未来仍需探索。

三、数据治理体系完善

数据治理其实是一种体系,是一个关注于信息系统执行层面的体系,这一体系的目的是整合 IT 与业务部门的知识和意见,通过将流程、策略、标准和组织有效组合,对单位的信息化建设进行全方位的监管,需要单位高层的授权和业务部门与信息部门的密切协作。目标是保证数据的有效性、可访问性、高质量、一致性、可审计和安全性。

随着医院大量信息系统建设投入应用,医院的医疗健康数据量及其复杂性连年攀升,医疗行业的关注焦点已经从信息系统建设延伸到了数据资源管理和利用。而要实现数据资源的有效利用,数据治理是关键环节。只有做好数据治理,让数据应用有效支撑医院发展,才能进一步提高医院管理水平,实现数据对医疗业务发展的价值赋能。这个过程中,信息部门需要发挥重要的作用。

医疗机构进行数据治理的过程,就是对其数据资产进行管理和控制,支撑并保障数据被安全高效地交换与应用的过程。

(一)数据治理架构

在医疗机构数据治理体系中,数据治理架构应该包含四个组件:数据资产目录、数据标准、数据模型和数据分布。

数据资产目录是指对整个医疗系统中数据进行录入、管理和存储的清单,它包括数据的名称、数据的来源、数据的质量指标以及数据的使用情况,完整的数据目录能形成完善的数据资产地图、院内数据资产责任划分,为后续的数据治理提供指引工作。

数据标准是对医疗系统数据进行统一的标准规范化,它包括各个数据对象的定义、名称、分类等。数据标准能够确保不同部门乃至医疗机构之间的数据有可比性,减少数据冗余,提高数据的质量和可靠性。

数据模型是从数据视角对现实世界的特征模拟和抽象,根据业务需求抽取信息的主要特征,反映业务信息之间的关联关系,在医疗体系中,数据模型可以包括患者就诊流程、医疗机构管理流程、医学诊断流程等。

数据分布是指数据在不同的媒介/业务系统中分散存储的情况,在医疗体系中,数据分布可以包括不同医疗机构之间的数据共享、不同业务系统间数据流转的管理、电子病历的管理等。

(二)数字孪生要求

数字孪生技术将实体世界和数字世界进行联系,通过在虚拟世界中建立实体世界的映射关系,结合运营优化、控制和监测等功能,为医疗数据治理提供强有力的支持。整个数字孪生的过程可分为以下三个模块。

对象数字化:业务对象的全量全要素联接,对象数字化将医疗资源中的患者、医生、设备、病历、药物等医学实体数字化,并在虚拟环境中构建数字孪生,实现数字化运营和管理,为医疗数据的存储、检索、分析和共享提供支持,实现信息沟通和协作,从而提高医疗资源的整合性和互通性。

过程数字化:业务过程的可视化、可管理和可追溯,核心目的是通过数字技术优化或重构业务过程。它不仅将业务过程(全部或部分业务活动)由线下转到线上,更是通过引入数据技术提升医疗机构对业务的认知、优化或者重构流程,使用户体验更好、医疗服务效率更高、管理决策更高效。

规则数字化:业务规则的显性化、结构化和可配置,规则数字化是指将业务规则进行数字转换,使其能够通过计算机进行自动化实现、管理和监测。规则数字化利用技术手段将业务规则从人工决策中解耦出来,通过自动化的方法,实现医疗机构业务过程的优化和标准化,进而提高规则的可操作性、可维护性和可控制性。在规则数字化的过程中,首先需要进行规则的采集,在深入了解医院业务情况下将规则以数据形式呈现,并且数字化规则能够定期地管理和维护以便于业务决策的准确性和及时性。

(三)数据分类管理

1. 基础数据治理

基础数据是指用结构化的语言描述属性,用于分类或目录整编的数据,也称作参考数据,通常有一个有限的允许/可选值范围,且为静态数据,较为稳定,可以用作业务/IT 的开关、职权的划分。

基础数据的治理首先要进行整个医院层面基础数据的梳理,确保数据的准确性、完整性、一致性与规范性,其次需要建设基础数据管理平台,实现基础数据单入口修改、多出口分发的管理模式,仅允许业务负责科室进行基础数据的修改,修改完成后进行不同系统的数据分发,以此保证基础数据的数据质量和可持续性。因此,基础数据的管理重点在于变更管理和统一标准管控。

2. 主数据治理

主数据是参与业务事件的主体或资源,是具有高业务价值的、跨流程和跨系统重复使用的数据。主数据和基础数据有一定的相似性,都是在业务事件发生之前预先定义,但主数据不受限于预先定义的数据范围。主数据遵循同源多用,贯穿各个业务流之间重复使用的数据,在医院各个业务和各个系统中广泛流转,主数据的错误可能导致成百上千的事务数据错误。因此,主数据最重要的管理要求是确保同源多用和重点进行数据内容的校验。

3. 事务数据治理

用于记录医院经营过程中产生的业务事件,是业务事件的记录,有较强的实时性,通常是一次性的,且事务数据无法脱离主数据和基础数据独立存在。事务数据的数据治理通常依赖基础数据和主数据的治理成效,保障信息之间的传递准确顺畅。

4. 报告数据治理

对数据进行处理加工后形成的数据,通常用于支撑报表、指标的生成。报告数据与事务数据类似,其治理过程主要依靠事务数据的准确性来保证自身数据的准确性。

5. 监测数据治理

通过监测工具获得,通常是数据量较大的过程性数据,可由机器采集,主要用作监控分析。监测数据通常分为硬件监测数据和软件监测数据。对于监测数据的管理,则需要建立起监测数据的采集频率、数据来源、数据格式和采集方式等方面的制度,保证存储在业务库中的监测数据清晰可用。

6. 规则数据治理

结构化描述规则变量的数据,规则数据不可实例化。规则数据在医院内通常以医保政策、药品政策、诊疗规范、医学知识库等形式呈现,而规则数据治理的目的则是支撑业务规则的结构化、信息化、数字化,实现规则的可配置、可视化、可追溯,在整个管理的过程中,对于部分变动比较频繁的规则,如医保政策规则,就需要从代码中解耦,进行规则的统一管理。

(四)数据入湖规则

1. 物理入湖

物理入湖通常指将原始数据存储到数据湖中,一般医疗机构结构化数据按照业务需要入湖管理。根据不同的业务场景可选择批量集成(数据量较大)/数据复制同步(对源数据影响较小)/消息集成(高可靠性/复杂转换)/流集成(实时)等方式进行物理入湖。

2. 虚拟入湖

虚拟入湖是指在数据虚拟化的基础上,共享数据访问层,分离数据源和数据湖,减少因数据源变化而需要再次入湖情况的发生,一般医疗机构非结构化数据按照业务需要采取虚拟入湖方式管理,通常适用于低延迟、高灵活的业务场景。

3. 业务驱动入湖

对于数据湖中的数据,并不需要做到医院全量数据入湖,而是应该在业务科室的推动下,做到以用促建,在通过现有入湖标准检验的情况下完成数据入湖,以此保证数据入湖的准确性。

(五)数据消费方式

1. 数据消费流程

数据消费流程主要包括业务需求提出、数据解析、数据搜索和获取、数据服务提供和自助报告设计展示。所有数据消费流程都需要经过 OA 系统的数据采集和统计申请流程并经审批完成,单次消费的以人工为主,具有高使用频率的进行报告固化。提供数据消费自助服务平台。对外报送数据以职能部门审核为准,如有需要则提交院务会讨论通过。

2. 应用与数据解耦

在现有的医院模式中,应用与数据解耦通常通过数据仓库实现,将各类数据整合起来,将数据仓库作为数据存储和管理中心,从而将数据与应用程序分离开,降低数据的高可用性和可维护性。

应用与数据解耦能够让业务逻辑与数据存储在系统之外,业务逻辑不直接依赖于数据存储方式,这从某种程度上解决了传统关系型数据库扩展性方面的问题,使得业务逻辑可以更加灵活地使用数据,同时也方便数据的融合和整合。

3. 开放 API 接口

开放 API 是通过 API 接口将数据开放给第三方应用程序来消费。数据的消费者(即第三方应用程序)可以通过开放 API 来获取数据,然后将数据用于实现自身的业务和功能。

通过利用开放 API 以及定义 API 的数据标准,第三方应用程序可以轻松地获取数据,从而有效地降低数据整合和应用开发成本。

4. 数据自助平台

在现有的数据消费方式中,通常业务部门只负责提出需求,所有的设计开发通常由信息部门统一实现,贯穿整个数据分析过程中的获取数据、制定规则、报表展示都需要信息部门 IT 人员的支持,这就应过于依赖信息部门 IT 人员的同时又无法满足一些灵活的业务要求。

基于上述问题,我们提出一种新的数据消费方式——"数据自助平台",即由信息部门提供统一数据服务和条件配置组件,各职能部门可以根据需要进行条件上的灵活配置,在整个过程中可以不依靠信息部门 IT 人员完成数据消费,极大地缩小了数据分析消费的周期。同时可以由职能部门自身把握数据消费的条件,发挥业务的主观能动性,真正将数据消费和科室运营相结合。

(六)数据质量管理

1. 数据质量管理流程

在医院内开展数据治理的核心目标是数据质量的持续提升,保证业务系统中以及数据湖中数据的规范性、完整性、准确性、一致性、时效性和可访问性。

其中,数据质量的管理分为两部分:数据源管理政策和数据质量管理政策。数据源主要指的是业务上首次发布某项数据的系统,作为唯一源头被周边业务系统调用,如医院内的新病人的建档数据。数据源的管理政策主要有以下准则。

(1)所有数据源都需先认证源头、指定负责该数据源的职能部门,由职能部门负责数据源的维护。

(2)所有基础数据和主数据的修改只能在数据源录入和修改,全流程调用修改,其他调用该数据源的业务系统不能修改。

(3)在其他系统发现的数据质量问题,仅能在数据源处由职能部门进行统一修改。

(4)职能部门需要确保数据源的数据质量,定期开展数据质量排查并生成数据质量报告。

数据质量的管理政策主要有以下几点。

（1）明确数据管理责任，谁产生，谁负责，以医院的数据资产目录为标准，明确划分数据质量责任部门和责任人，并由职能部门制定相应的管理制度，保障数据质量及数据质量的持续改进。

（2）医院层面需要制定数据密级，加强对敏感和重要数据的保护，数据实行分类分级管理。

（3）信息部门为各业务部门的数据管理提供技术支持。

2. 数据质量维度

（1）完整性：用来描述信息的完整程度，包含实体完整、属性完整、记录完整和字段值完整等4个方面。

（2）及时性：描述该数据是否能及时反映实际业务的状态。及时性由于可能涉及多系统、通信等原因，可能需要 IT 人员手动核查。

（3）准确性：指系统中能够真实、准确地记录原始数据，准确性不仅要求数据的取值范围和内容规范满足要求，同时也要求记录的数据是真实的数据。

（4）一致性：指遵循统一的数据标准记录和传递的信息，主要体现在不同系统中记录的数据是否统一，数据是否符合逻辑，如不同系统中病人的病历号和姓名应该相同。

（5）唯一性：指同一数据只能有唯一的标识符，通常指单一主键或联合主键，比如病历号或病历号＋就诊次数。

（6）有效性：检查该对象的代码值是否在对应的代码表内，如患者的性别应该满足院内字典的要求，不应出现字典数据之外的数据。

3. 数据质量规则群

数据质量规则群是指一组用于检测、标准化和提高数据质量的规则集合，规则群可以涵盖一个或多个数据质量维度，从而用于数据质量的把控。其通常包括：数据完整性的非空约束，如病人病历号不能为空；数据及时性约束；数据准确性的事实参照标准约束，如医院的基本信息应与国家库中信息保持一致；数据的等值一致性约束，如在现行的医保规则下,不同系统间的计费规则应相同;逻辑一致性约束,如出院时间不能早于入院时间;存在一致性约束,一个对象的数据值必须在另一个对象满足某一条件时存在;数据唯一性约束,如病人病历号唯一;还有数据有效性的代码值域约束、长度约束、内容规范约束以及取值规范约束。

四、核心软件自主可控

医院信息系统是选择自主研发还是向第三方公司采购?这其实是一个老生常谈又很难有标准答案的问题。对于绝大多数医院,向第三方采购产品和服务显然是不得已的选择,但对于一些具备一定软件开发能力和丰富业务经验积累的信息部门来说,要不要坚持走自主研发之路?面对临床、管理和上级管理部门雪片般的需求和任务,面对信息技术快速的更新迭代,能否实现团队成员的技术更迭和产品升级?未来的信息化建设还要不要主导?能不能主导?如何主导?主导什么?这些问题都值得我们深思和讨论。中国医院协会信息专业委员会主任委员王才有曾说过:"讨论医院信息化建设的'主导'问题,实质是讨论'方向'问题。吾辈作为躬身入局者,不但要关注实践中的问题,也要抬头看路。HIT是复杂的信息系统,这个系统的建设由谁说了算,不仅要看项目自身复杂程度,还要看当前医院所处的信息化发展阶段,更要看信息化对业务运行的相互影响作用,具体情况具体分析。如果方向错了,战术再努力也是徒劳。"

讨论医院信息系统是选择自主开发还是外购,这其实是个伪命题。因为在当今环境,几乎没有哪家医院的信息部门能对医院业务和管理所需要的信息系统都做到自给自足。所以我们得把讨论的范围缩小一点,仅讨论医院核心业务系统。那么问题又来了,医院核心业务系统的定义是什么?为了便于进一步展开讨论,暂且将需要敏捷响应、面向全院、可以提升信息部门和第三方软件公司谈判能力的系统定义为医院核心业务系统。按照这一定义，对应的主要就是 HIS、EMR 和信息平台，掌握了 HIS 和 EMR 研发的主导权，就意味着能更好更快地响应临床的个性化需求和基于 DRG 形势下的管控需求，掌握了平台的主导权，就意味着任何时候都可以独立承接和第三方软件的对接工作，能享受到更多的商务谈判红利。

对于已经具备核心业务系统研发基础的团队，如果能通过业务培训实现技术转型和适量的人才储备，在上一代产品的基础上重新打造一套能适应未来医院发展的核心信息系统，显然是最理想的平稳迭代方式。但对于开发基础较薄弱、工程师储备或技术转型都比较困难的信息团队，也要尽可能保证对核心产品具备一定的可控性。我们（以下简称甲方）探索出了一条与核心系统厂商（以下简称乙方）进行平行开发的协作模式。

（1）甲乙双方约定源代码和开发文档的交付周期、交付方式和交付人员。

（2）乙方负责对甲方工程师进行脱产培训，详细讲解系统框架、系统开发规范、各业务模块项目代码逻辑、插件开发流程等。

（3）在院内搭建代码的版本库和开发环境，用于自主开发的代码管理和单元测试。

（4）甲方梳理并和乙方确定具体业务需求，根据甲方意愿决定该需求是由甲方自行承接开发或完全委托给乙方开发。

（5）开发和单元测试：甲方工程师尽量在系统原有的项目模块中只进行插件调用和开关控制的处理，避免写多余的代码，更多的业务逻辑尽可能在插件中去处理，降低耦合性，开发过程中及时与乙方工程师沟通，做好代码审查及单元测试。

（6）提交代码合并：甲方完成开发工作后，对涉及系统相关项目代码的修改部分做出标识，并提交给乙方工程师合并进代码主分支。

（7）发版、测试、上线：将插件项目编译好的资源提交给厂商进行统一发版，接下来的测试、上线同乙方常规流程。

甲乙双方并行开发模式本质上是站在巨人的肩膀上跳舞,用更低的成本购买乙方的源代码和支持服务,却可以有效规避完全受制于乙方的风险,同时在保持一定程度核心系统自主可控的情况下有效降低医院对信息部门的人力投入成本。但需要注意的是,这种协作模式需要甲乙双方高层进行充分的沟通并建立一定的信任基础,同时核心业务系统框架必须支持模块化和插件式开发。

五、IT 新技术融合应用

随着 IT 新技术的快速发展,IT 新技术与医疗健康的融合应用越来越广泛、越来越深入,未来信息部门要充分掌握 IT 新技术,逐步将现有的云计算、大数据、物联网、人工智能、区块链和机器人等新技术与医疗健康深度融合,实现智慧医疗、智慧服务和智慧管理,推动智慧医院的建设。

(一)云计算与医疗健康融合应用

医疗云,是指在云计算、移动技术、多媒体、4G 通信、大数据以及物联网等新技术基础上,结合医疗技术,使用"云计算"来创建医疗健康服务云平台,实现医疗资源的共享和医疗范围的扩大。因为云计算技术的运用与结合,医疗云提高医院的运行效率,方便居民就医。现在医院的预约挂号、电子病历和医保等都是云计算与医疗领域结合的产物,目前,新一代核心信息系统绝大部分是支持上云的,具有互联网模式。医疗云还具有数据安全、信息共享、动态扩展、布局全国的优势。

(二)大数据与医疗健康融合应用

1. 大数据助力药物研发

利用某种疾病患者人群的临床数据和组学数据,可以快速识别有关疾病发生或治疗效果的生物标志物。在药物研发方面,医学大数据使得人们对病因和疾病发生机制的理解更加深入，从而有助于识别生物靶点和研发药物。同时，充分利用海量临床数据和组学数据，已有药物的研究数据和高通量药物筛选，能加速药物筛选过程。

2. 大数据助力公共卫生监测

利用互联网大数据以及有关专业数据可以实时开展公共卫生监测。公共卫生监测包括传染病监测、慢性非传染性疾病及相关危险因素监测、健康相关监测，如出生缺陷监测、食品安全风险监测等。此外，还可以通过覆盖全国的患者电子病历数据库进行疫情监测，通过监测社交媒体或频繁检索的词条来预测某些传染病的流行。

3. 大数据助力健康管理

随着现代医学的发展和检测手段不断丰富，医院能够积累大量的病人历史数据，基因检测机构也得以积累很多分子层面的数据，如心率、脉率、呼吸频率、体温、热消耗量、血压、血糖、血氧、体脂含量等数据。通过对这些数据的实时、连续监测和挖掘、分析，相关机构或者医院可以提供实时健康指导与建议，从而能够更科学地实施个性化健康管理。

4. 大数据助力医学影像诊断

医学影像包括 X 射线、核磁共振成像、超声波等，是医疗过程中的关键环节。传统医疗中，放射科医生往往需要单独查看每一个检查结果，不但产生了巨大的工作量，同时也可能耽误患者的最佳治疗时间。大数据则能够完全改变他们的分析方式。例如，数十万张图像能够构建一个识别图像中模型的算法，这些模型能够形成一个编号系统，帮助医生做出诊断。算法所能够研究的图像数量远远超出人类大脑，任何一个放射科医师穷尽一生也不可能与机器的运行速度和强度匹敌。

(三)物联网与医疗健康融合应用

1. 远程健康监测

通过使用物联网支持的远程护理解决方案，以及由此实时生成和传输的患者数据,医疗专业人员可以远程监测患者,跟踪他们的生命体征,并在紧急情况下快速做出反应,从而改善健康状况,减少患者的医院就诊和住院次数。实时监测对于急性和慢性疾病的患者(如心脏病发作、呼吸道疾病发作和糖尿病)以及患者的出院后护理来说是一个福音。一些可穿戴设备能实现持续的生命体征监测,以及通过云端监测患者状态并提供可行见解,以提供更好的护理服务。

2.个性化护理

基于个人独特的健康需求,物联网医疗系统可以帮助提供个性化的医疗保健服务。智能手表、智能手环等物联网设备使用传感器获得关于其患者健康的详细实时数据,并且可以将这些数据发送给医疗专业人员作进一步分析,从而提高医疗质量。物联网设备可以成为需要全天护理的高危老年人和残疾人的救星。

3.提高服药依从性

坚持用药对改善健康状况和降低医疗费用至关重要。来自联网设备的见解可以帮助提高药物依从性。一项研究结果显示,数字健康活动追踪器的采用者更倾向于坚持服用高血压、糖尿病和血脂异常药物,并且依从性随追踪频率的增加而增加。同样,在不断发展的物联网市场中,有多种智能设备和智能手机应用程序可以简化用药程序。

4.健康管理

医疗保健提供商可以利用物联网设备和传感器收集的数据来确定服务交付方面的不足,并防止患者再次入院,从而减轻医疗系统的重新入院负担。利用物联网服务开展医疗风险预测平台建设,使医疗系统能够轻松管理其数据并获得预测性见解,从而提高医疗质量并降低成本。同时,也可通过识别早期生理恶化来管理高风险和免疫功能低下患者,并帮助其避免住院或再次入院。

5.精细化管理

利用物联网技术,实现院内运送管理、时间管理和定位管理等服务。

(四)人工智能与医疗健康融合应用

1.人工智能+医学影像

人工智能+医学影像是将人工智能技术具体应用在医学影像的诊断上,帮助医生定位病症分析病情,辅助做出诊断,提高医生工作效率。然而医学影像仅仅分析图像本身还不够,更重要的是影像对应的诊断报告也要加以分析。而我国的影像诊断报告呈现出因医生而异的特点,因为医生的个人习惯、教育背景和执业医院等因素导致了不同地区、不同医院的影像诊断报告标准不一样。人工智能+医学影像可以很好地解决这样的问题。

2.人工智能+药物挖掘

人工智能+药物挖掘主要是通过深度学习和自然语言处理提取、分析大量的生物科学信息——专利、基因组数据和生物医学期刊数据库上的数据信息,利用深度学习算法找出关联并提出相应的候选药物,进一步筛选对某些特定疾病有效的分子结构,解决了传统的药物研发领域研发周期长、研发成本高、成功率低三大痛点。

3.人工智能+个人健康管理

人工智能+健康管理利用人体日常的身体数据,帮助个人实现精准有效的健康管理,从源头减少发病诱因,从而减少家庭医疗支出。2017年华尔街互联网行业权威 Mary Meeker 发布的《互联网趋势报告》指出,医疗卫生和保健已进入数字化拐点。80%多的消费者使用可穿戴设备等获得健康数据,而这些结构化的健康数据将会作为数据源帮助消费者进行个人健康管理。

4.人工智能+辅助诊断

人工智能+辅助诊断将数据变为知识,按照数据流的视角大致分为5个步骤:数据集中、数据加工、知识图谱、知识计算、交互设计。具体而言,人工智能+辅助诊断以患者的病史、症状、检验检查和用药等治疗方案为原始数据,整理出临床治疗经验,融合现存的医学知识,针对各种疾病建立医疗图谱。并在此基础上,通过"阅读"患者的病历或临床症状,结合后端的医疗图谱,为医生提示临床医疗方案,为患者提供诊疗方法参考并答疑解惑。

(五)区块链与医疗健康融合应用

1.电子健康病例(EHR)

医疗方面,区块链最主要的应用是对个人医疗记录的保存,可以理解为区块链上的电子病历。如果把病历想象成一个账本,原本它是掌握在各个医院手上的,患者自己并不掌握,所以患者就没有办法获得自己的医疗记录和历史情况,这对患者就医会造成很大的困扰,因为医生无法详尽了解患者的病史记录。但现在如果可以用区块链技术来保存,就有了个人医疗的历史数据,看病也好,对自己的健康做规划也好,就有历史数据可供使用,而这个数据真正的掌握者是患者自己,而不是某个医院或第三方机构。

2.DNA 钱包

基因和医疗数据能够运用区块链技术安全存储并且通过使用私人密钥来获得,这将形成一个 DNA 钱包。这使得医疗健康服务商能够安全地分享和统计病人数据,帮助药企更有效率地研发药物。这种模式也正在逐步建立起来。

3.比特币支付

区块链技术的发展促进了比特币支付,给予病人保险支付更多的选择。虽然这也依赖比特币在市场上的发展状况,但提供这一方式的保险公司相对于竞争对手来说也有着更大的优势。对于健康医疗保险公司而言,区块链作为金融服务的一个部分正在被建立。

4.药品防伪

与编码防伪技术类似的是,对于运用区块链技术防伪的药品而言,在药品包装盒表面有一个可以被刮去的膜,底下是一个特别的验证标签,可以与区块链相互对照来确保药品的合法性。

5.蛋白质折叠

由于蛋白质折叠过程十分迅速,斯坦福大学先前依赖非常昂贵的超级计算机来模拟蛋白质折叠过程。这种方式很明显花费巨大并且存在单点故障。通过运用区块链,他们能够选择使用一个巨大的分布式网络来进行高速运算。这个例子将会极大吸引那些使用昂贵超级计算机的企业。

六、数智健康创新发展

根据《国务院关于加快构建大众创业万众创新支撑平台的指导意见》(国发〔2015〕53号)文件,当前全球分享经济快速增长,基于互联网等方式的创业创新蓬勃兴起,众创、众包、众扶、众筹(简称"四众")等大众创业万众创新支撑平台快速发展,新模式、新业态不断涌现,线上线下加快融合,对生产方式、生活方式、治理方式产生广泛而深刻的影响,动力强劲,潜力巨大。同时,在"四众"发展过程中也面临行业准入、信用环境、监管机制等方面的问题。"四众"有效拓展了创业创新与市场资源、社会需求的对接通道,搭建了多方参与的高效协同机制,丰富了创业创新组织形态,优化了劳动、信息、知识、技术、管理、资本等资源的配置方式,为社会大众广泛平等参与创业创新、共同分享改革红利和发展成果提供了更多元的途径和更广阔的空间。医院作为提供医疗服务功能的场所,需要各种医疗技术、手段和措施的应用,以提升医疗质量安全和提供优质医疗服务。通过创新中心的建设,可以有效推进医院的发展。以信息化手段应用为重点的创新中心,是推动智慧医疗、智慧服务和智慧管理的有效途径。医院数智健康创新中心类似于地方政府引进或者建设的孵化器。医院具备两大优势:医疗和管理队伍是高知团队,有激情活力、有创新原动力(想法/点子),同时医院具备实际应用场景和数据模型。入驻在数智健康创新中心的各大信息化公司具备一定的技术研发能力。双方具有紧密结合并且发挥各自优势的天然基础。

为推动医院数智健康创新中心建设,医院提供了办公场地空间,其主要划分为研发区、展示区和路演区等,提供各类办公设备和会议室装备等条件。在路演区,医院管理、医护和医技等医院工作人员将想法/思路提出来,公司产品经理初步评估,双向选择,组建产品研发攻关小组,再将想法/思路进一步形成产品需求,进行项目路演;研发区提供给产品经理、设计师、开发工程师和测试工程师等人员日常办公使用;展示区用于研发产品的展示和体验试用,也供院内院外其他人员参观考察。

通过医院内数智健康创新项目比赛以及与国家级、省级学会/协会合作举办创新大赛,定期发布创新项目清单,吸引外部信息化公司入驻数智健康创新中心,确保形成以创新项目产出为目的的合作机制。医院里由信息部门牵头,抽调了医务部、护理部、科教部和临床医护人员组成管理和服务团队,共同推进数智健康创新中心的日常工作开展和具体创新项目推进。

数智健康创新中心不仅有较为完备的办公环境条件,也提供极为充足和便利的计算、存储、网络和GPU等资源,在医院内建立了私有云服务,只要满足条件的入驻公司均可提出申请使用。数智健康创新中心的办公电脑采用超融合和虚拟桌面,小型会议采用云屏演示。电子病历数据和影像数据通过脱敏关键技术处理提供人工智能模型应用。数智健康创新中心涉及的软硬件资源和数据资源均在安全措施保护下,确保产品协同推进和网络信息安全。

浙大四院为数智健康创新中心提供了近1500平方米的办公场地,引进了16家公司,提供了非常好的软硬件办公环境,让医护管人员和公司技术人员能够轻松讨论,将想法/点子在这里变成现实产品。首批征集到的数智健康创新项目有80项,经过多轮比赛选拔和综合评估,确定约20项作为首批重点孵化产品,以推动医院的数智健康创新发展。

基于数智健康创新中心，医院已经在医疗器械装备研发、软件产品研发、医疗技术创新应用等方面取得了较好的成绩，目前已经完成3项医疗器械装备研发和12套软件产品研发，并且均在医院实际场景应用，部分软件产品在全国推广应用。同时，基于数智健康创新中心的产品成果和基础理论研究，在科研项目、论文、专利、软著、专著和标准规范等方面也取得了可喜的成果，如以此成功申报医学信息工程学重点学科，在医院的大力支持下成立了医学信息工程教研室。

虽然数智健康创新中心在推进过程中取得了一定的成绩，但是科技成果成功转化需要一定先决条件，研究成果成熟度是关键因素之一。基于医院层面的创新中心取得的科技成果，相当一部分是定制化和未成熟的小试成果（实验室成果），实现商业化转化还需要继续投入研发经费，进行中试，提高技术和产品的成熟度。但是，由于医疗机构自身中试熟化条件十分有限，而且医院和公司合作开发的产品在知识产权方面存在一定的问题，投资商和其他企业对尚未完成产品化开发的成果投资意愿较低，导致科技成果在向市场转化的过程中，存在关键环节投入缺位的问题。此外，科技成果转化后的利益分配问题，需要政府政策和各方的支持，期待医院数智健康创新中心能够在不断发展中探索出一条可持续发展的新路子。

七、科研创新紧密结合

科学研究（scientific research），一般是指利用科研手段和装备，为了认识客观事物的内在本质和运动规律而进行的调查研究、实验和试制等一系列的活动，为发明创造新产品和新技术提供理论依据。科学研究的基本任务就是探索、认识未知。其一般程序大致分5个阶段：选择研究课题、研究设计阶段、搜集资料阶段、整理分析阶段和得出结果阶段。科学研究是促进社会发展的动力，是创新的原动力，是提升个人能力和水平的手段,也是职称评审的需要。

将创新应用定义为源于用户需求、为用户带来价值的创新应用设计,是以用户为中心,注重用户创新,置身用户应用环境的变化,通过用户参与创意提出到技术研发、验证与应用的全过程,发现并解决用户的现实与潜在需求,通过各种创新的技术与产品应用,推动技术创新。以创新应用为动力,实现技术进步与应用创新的良性互动,进而全面推动科技创新是知识社会条件下面向未来、以人为本创新 2.0 模式的重要内容。

浙江省在大力推进"数字化改革"和"最多跑一次改革"过程中,对医疗健康领域提出了很多创新应用的思路,医院在推进数智健康和信息化工程项目工作中,不断创新应用,研究创新应用的思路、流程、实现方案和系统研发等,创新应用推出后需要总结和再研究,从而形成科学研究和创新应用的高度融合,不断推陈出新,推动浙江省数字化改革不断向前,在医疗健康信息化领域走在全国前列。

本书以浙大四院在实施"数字化改革"、推进数智健康项目过程中的创新应用为例,探讨了科学研究与创新应用如何高度融合,如由博士牵头组成理论研究团队、基于数智健康创新中心的成果孵化、信息化项目建设总结经验形成理论成果等,实现科学研究为创新应用所用、创新应用为科学研究提供成果的智慧医院建设新模式。

科学研究更加注重理论成果,创新应用更加注重应用成果,两者虽然可以相互转化,但在实际过程中,真正做到科学研究成果转化为实际产品/系统的并不多,而创新应用也并非易事,成果往往是一些相对较小的创新性应用,并且创新应用做出来后的理论总结层次也并不高,在科学研究和创新应用融合的道路上,还需要不断地探索和研究。

附　录

附录1　信息部门服务计划

类别　行政部门		编　　号	XZ-13
		生效日期	2022.4
部门　信息中心		页　　数	248/276

一、服务范围

（一）部门工作范围与重点

医院范围内所有信息中心涉及的软件系统、网络系统、数据中心、智能化设备和终端设备等，各部门临床、科研、教学和管理等需要的相关信息技术支持和数据服务工作。

（二）服务对象

全体用户。

（三）主要服务内容

1．总体要求

（1）制定与医院发展相适应的信息和网络技术发展规划，软硬件、网络系统架构设计及实施工作。

（2）医院范围内信息化相关制度制定和落实。

（3）主导信息产品的预算申请、产品选型、组织实施工作。

（4）主导医学信息工程学科融合发展。

（5）主导医院范围内信息安全工作。

（6）负责国家卫生信息技术相关评审的组织和实施工作。

2．软件类

（1）完成各部门信息化建设需求，维护各应用系统的正常运行。

（2）根据医疗、教学、科研等工作的需要，提供数据统计查询服务。

（3）做好大数据中心建设工作，为上级领导提供决策依据。

（4）为科研工作提供信息技术支持。

3．基础设施类

（1）根据医院新建信息系统的需求，提供所需运行环境，确保运行环境的安全性和稳定性。做好日常维护工作，做好关键系统冗余、容灾、备份等。

（2）为信息系统、科研工作提供足够的算力、存储资源。

（3）为员工、病人和学生等各类用户提供便捷的网络接入服务。

（4）做好终端设备管理及维修工作。

（5）提供基础使用培训服务，包含各类设备的基础用法、办公软件等。

4．信息安全类

（1）监测医院内是否存在各类病毒、漏洞、攻击行为。

（2）定期完成信息安全等级保护测评，进行安全渗透测试。

（3）追踪各类软件漏洞，并及时处理。

（4）提供终端设备安全服务，包括系统升级、补丁安装、病毒查杀等。

5. 智能楼宇类

(1)负责智能楼宇信息化相关网络布线、排队叫号系统、信息发布系统、会议室系统、统一时钟系统等的设计与实施工作。

(2)负责其他部门在智能楼宇信息化相关系统建设、使用过程中的技术支持工作。

(四)服务时间

工作日:8:00—12:00;13:30—17:00

节假日、每日夜间:电话××××××

二、人员配备

(一)人员的数量和类型

人员总数为 16 人,其中科长 1 人,副科长 2 人,工程师 13 人。

(二)调节人员配备的方法

工作人员请假、调休时,同一小组中工作人员承担。

三、员工资格

(一)资格/执照/证书

工程师需要计算机类及相关专业(本科以上)。

(二)在职教育/继续教育

主要包括科室业务学习、岗前培训、厂家提供的维修培训、每年的安全教育。

(三)必须具备的工作能力

需具有较强的沟通能力;熟悉医疗业务流程;掌握 IT 技术基础知识,熟悉软件开发技术及流程;熟悉网络及操作系统相关基础知识;具有团队协作能力。

四、与其他部门的交流和合作

（一）部门内外的信息交流

使用信息科管理系统、OA 系统、钉钉、微信、QQ、电子邮件、电话、信件、便条、传真、广播和面对面交谈。

（二）与其他部门之间的合作

主要通过信息化工作会议、行政办公会议、信息联络员保持联系。

五、部门目标

利用信息化手段进行智慧化建设，开创数智健康建设新局面，促进医教研协同融合发展，提高医院运行效率，保障医疗、教学和科研质量，并进一步提高诊疗、教学和科研水平，为医院创造良好的经济效益和社会效益，提供强大技术支撑。

六、服务质量改进计划

（1）定期巡检医院内所有相关软件系统、网络系统、数据中心、智能化设备和终端设备等，确保稳定可靠运行。

（2）逐步完善信息系统功能，对软、硬件系统不定期升级，提高医疗服务质量、教学质量和科研质量，不断提升运行效率。

（3）建立信息中心信息化管理系统，健全工作量化和考核机制，全程管理信息化工作。

（4）对重要重大故障要求做到 PDCA 报告和分析，加强质量管理。

院长签名＿＿＿＿＿＿＿＿＿　　　　　　日期＿＿＿＿＿＿＿＿＿

附录 2　员工岗位职责表

一、基本资料			
所在部门		岗位名称	
岗位类别		岗位编号	
请示上报		制定日期	

二、岗位职责	
岗位概述	
岗位职责	
岗位要求	

三、任职条件	
学历职称	
知识能力	
工作经验	
从业资格	
其他条件	

我声明我已阅读和理解并自愿遵从我的工作职责内容。

员工签名：　　　　　　　　　　　主管领导签名：

时间：

附录3　信息部门制度

文件编号	制定单位	名　　称	制定日期	修改日期	页数/总页数	版本

目的：

范围：

权责：

定义：

作业内容：

注意事项：

相关文件：

使用表单：

使用单位：

获经批准：　　　　　　　　　　　日期：

附录4　制度审批表

	制度名称				
制定部门填写	制度分级	□全院性制度		□部门性制度	
	制度种类	□新增制度	□修订制度	文件编号	
				原版本号	
	新增/修订理由				
	新增/修订的文件依据	□有（附相关文件）　　□无			
	检索关键词				
	检索的相关制度	□有（附相关制度）　　□无			

续表

制定部门填写	制度提交	制定部门科室负责人：＿＿＿＿＿＿＿＿ 日期：＿＿＿＿＿＿
	制度会签	□制度协调会讨论通过（附会议纪要） □权责部门会签 科室：＿＿＿＿＿ 签字：＿＿＿＿＿ 日期：＿＿＿＿＿ 科室：＿＿＿＿＿ 签字：＿＿＿＿＿ 日期：＿＿＿＿＿ 科室：＿＿＿＿＿ 签字：＿＿＿＿＿ 日期：＿＿＿＿＿ 科室：＿＿＿＿＿ 签字：＿＿＿＿＿ 日期：＿＿＿＿＿ 科室：＿＿＿＿＿ 签字：＿＿＿＿＿ 日期：＿＿＿＿＿ 科室：＿＿＿＿＿ 签字：＿＿＿＿＿ 日期：＿＿＿＿＿ 科室：＿＿＿＿＿ 签字：＿＿＿＿＿ 日期：＿＿＿＿＿ 主管职能部门审签（限业务科室制度） 科室：＿＿＿＿＿ 签字：＿＿＿＿＿ 日期：＿＿＿＿＿
质管办填写	审核内容	(1)文件格式：□符合 □不符合 (2)新增/修订理由充分：□是 □否 (3)检索与其他制度的一致性：□一致 □不一致 (4)语言规范：□是 □否 (5)权责部门会签：□完整 □不完整 初审人签字：＿＿＿＿＿＿＿ 日期：＿＿＿＿＿ 二审人签字：＿＿＿＿＿＿＿ 日期：＿＿＿＿＿
院领导审签	制定部门分管院领导/委员会	签字：＿＿＿＿＿＿＿ 日期：＿＿＿＿＿
	分管质管办副院长	签字：＿＿＿＿＿＿＿ 日期：＿＿＿＿＿
质管办记录	制度批准	院长或科室负责人签发日期：＿＿＿＿＿＿＿
	发布记录	新版本号：＿＿＿＿＿＿＿ 发布日期：＿＿＿＿＿ 发布人员：＿＿＿＿＿＿＿ 科主任签字：＿＿＿＿＿
制定部门填写	制度培训	培训方式：□OA网通知 □制度培训会 □科室培训 □不需培训 培训人员：＿＿＿＿＿＿＿ 培训对象：＿＿＿＿＿ 培训日期：＿＿＿＿＿＿＿ 科主任签字：＿＿＿＿＿

附录5　制度修订记录

××部门修订1项。

××部门制度：

序号	制度名称	修订/新增/作废/回顾	修订内容
		修订	

年　月　日

附录6　作废制度审批表

	制度名称			
制定部门填写	制度编号		制度版本号	
	作废原因			
	作废的文件依据	□有(附相关文件)　□无		
	制定部门	科室负责人：＿＿＿＿＿＿＿＿＿　日期：＿＿＿＿＿＿＿＿＿		
职能部门填写	主管职能部门审核（限业务科室制度）：	部门负责人：＿＿＿＿＿＿＿＿＿　日期：＿＿＿＿＿＿＿＿＿		
质管办填写	审核	初审人签字：＿＿＿＿＿＿＿＿＿　日期：＿＿＿＿＿＿＿＿＿ 二审人签字：＿＿＿＿＿＿＿＿＿　日期：＿＿＿＿＿＿＿＿＿		
院领导审签	制定部门分管院领导/委员会	签字：＿＿＿＿＿＿＿＿＿　日期：＿＿＿＿＿＿＿＿＿		
	分管质管办副院长	签字：＿＿＿＿＿＿＿＿＿　日期：＿＿＿＿＿＿＿＿＿		
质管办记录	作废记录	□加盖作废章　□质管办存档　□OA网发布 发布日期：＿＿＿＿＿＿＿＿＿　处理人员：＿＿＿＿＿＿＿＿＿ 科主任签字：＿＿＿＿＿＿＿＿＿		

附录7　制度核查表

检查科室：
检查日期：

序号	检查内容	检查要点	检查结果	问题与改进建议
1	制度规范管理与落实	部门性制度（如有）及时更新、无过期	□符合　□部分符合 □不符合　□不适用	
2		修订制度及时组织学习，有培训记录	□符合　□部分符合 □不符合　□不适用	
3		随机抽查一位员工，对查询制度及近期学习制度的知晓度	□符合　□部分符合 □不符合　□不适用	
4		科室有对于制度规范执行情况的自查（科室重点制度）	□符合　□部分符合 □不符合　□不适用	
问题反馈				
科室整改与回复				
	科室检查者：		科主任签字：	

附录8 项目可行性研究报告

医院_____部门

一、编写目的

二、项目背景和目标

(一)项目名称

(二)项目背景

(三)项目目标

(四)项目必要性分析

三、需求分析

(一)业务需求

(二)项目功能清单

(三)需求提出部门

(四)项目使用部门

(五)项目维护部门

(六)与相关系统的关系

四、实施计划

(一)职责分工

(二)进度安排

五、预计投入成本及产出

(一)现有工作模式成本

(二)预计投入成本

(三)项目收益分析

六、条件和约束

(一)政策层面

(二)业务层面

（三）人员层面

（四）其他项目约束

（五）物理环境层面

附录9 项目专家论证意见

专家	意见

最终结论：通过××项目功能需求、技术方案的描述，并从功能、进度、技术等方面进行可行性分析，我们认为××项目具有必要性和可行性，建议立即组织项目实施，解决××问题。

签名：

年　　月　　日

附录 10 议题提交申请表

提交人			提交日期			
是否需要协同科室		协同科室		协同科室科主任		
议题名称	单价	数量	金额	资金来源	是否有预算	预算名称

议题内容描述

主要包括该项目立项背景、建设内容、完成目标等（字数控制，尽量简化，严格控制在 400 字以下）

附件需上传：包括硬件清单或软件功能等

	若议题通过，预计完成时间	

附录 11 _____ 年度信息化建设预算表(软件)

申报部门: 项目负责人:

项目名称	
项目启动时间	_____年_____月_____日
项目预算金额(万元)	资金渠道　　申请财政补助　医院自筹
预算依据 (金额估值方式)	市场询价 供应商报价
项目价值 (项目具体用途)	
项目依据	
部门论证参与人员	
备注	

注:项目依据中如提供的是厂家报价,需有厂家盖章的正式报价函,并写明质保期(软件不少于两年,硬件不少于三年)。如提供的是市场案例,需提供签订期在半年内的带有合同金额的相同产品或类似产品的合同,或政府部门采购网站的招标或者中标公示。

部门负责人签名: 分管院长签名:

填报人: 日期:

附录 12   项目考核表

序号	量化项目	考核指标	权重	评分标准	得分
1	服务质量	处理问题方案、质量、及时性	20	根据故障上报制度响应时间要求，及时响应并提交故障解决方案，确保软件系统不出现长时间停顿。结合问题处理质量，由业主工程师判断打分	
2	功能优化	及时更新版本，对软件进行升级和优化	20	根据业主方提出的软件需求及缺陷问题，及时修复并更新版本，确保新功能上线和软件的正常使用	
3	文档管理	文档完整性、正确性	20	做好软件升级及维护记录，及时归档，按月检查相关文档，文档不完整或错误各减 10 分	
4	技术能力	能够针对运维中出现的问题，提供合理解决方案并执行	20	对使用科室非正常操作造成的系统故障进行恢复，软件运行中新发现的软件错误，及时维护改进，同时提供维护说明并做好使用培训	
5	安全运行	及时巡检数据库服务器和软硬件环境，确保软件系统稳定运行	20	按月现场巡检数据库服务器和软硬件环境，对软件和服务器进行日常性能巡检及调优，及时处理出现的故障，确保服务不间断	

量化考核得分(合格≥80 分)

考核周期	考核表每季度/每半年填写一份。
考核说明	如果在考核期内遇到不可抗力因素导致系统服务或者硬件、网络无法运行而影响正常办公，将不计入考核表

被考核人		考核人		审核人签字	
日期		日期		审核日期	

附录 13　项目测试方案

1 引言

1.1 编写目的

1.2 项目背景

1.3 术语定义

1.4 参考资料

2 测试要求

2.1 测试环境

2.2 测试组织

2.3 测试工具

2.4 测试范围

2.5 测试计划

2.6 测试用例

2.7 测试通过准则

3 软件测试

3.1 软件结构

3.2 测试策略

3.3 功能测试

3.4 性能测试

3.5 数据交换测试

3.6 用户界面测试

3.7 兼容性测试

3.8 压力测试

3.9 回归测试

3.10 升级、更新测试

3.11 接口测试

3.12 安全性测试

4 测试确认

4.1 用户反馈

4.2 测试总结

附录 14 项目试运行报告

1 项目概述

2 试运行环境

2.1 硬件环境

2.2 软件环境

3 试运行时间

4 试运行记录

5 问题分析

6 解决措施

7 结论

8 确认报告

承建单位意见：

承建单位（盖章）

项目经理（签字）

年　　月　　日

续表

使用科室意见：

使用科室（盖章）

业务对接人（签字）

年　　月　　日

建设单位意见：

建设单位（盖章）

项目负责人（签字）

年　　月　　日

附录15　项目用户使用报告

建设单位	
承建单位	
项目名称	

用户使用内容

使用情况：

硬件：

软件：

总结：

使用科室评价及意见:
代表签字: 日期: 年 月 日
建设单位评价及意见:
代表签字: 日期: 年 月 日

附录 16 项目总结报告

1 项目概述

1.1 项目背景

1.2 建设目标

1.3 建设内容

2 项目实施情况

2.1 项目实施进度计划

2.2 项目质量监督管理

2.3 项目变更情况

2.4 项目培训情况

2.5 项目试运行情况

3 项目交付情况

附录 17　信息中心软件验收单和设备验收单

一、信息中心软件验收单

软件名称：＿＿＿＿＿＿＿＿＿＿＿　品牌型号：＿＿＿＿＿＿＿＿＿＿

授权数量：＿＿＿＿＿＿＿＿＿＿＿　使用科室：＿＿＿＿＿＿＿＿＿＿

供应商：＿＿＿＿＿＿＿＿＿　工程师：＿＿＿＿＿＿＿　电话：＿＿＿＿＿＿

（一）软件安装报告＿＿＿＿＿＿　　　　　　　　年＿＿＿月＿＿＿日

服务器：

客户端：

软件接口：

硬件接口：

附件安装：

授权数量：

授权文件：

售后服务：

保修：自＿＿＿＿＿年＿＿＿月＿＿＿日开始，保修时间＿＿＿＿＿年

（二）用户确认　　　　　　　　　　　　　＿＿＿＿＿年＿＿＿月＿＿＿日

使用部门	

安装工程师：	信息科工程师：	信息科负责人：
使用部门1：	使用部门2：	使用部门3：

（三）其他

1. 软件功能是否满足用户需求： ☐是 ☐否
2. 软件是否完成使用培训： ☐是 ☐否
3. 使用手册、实施手册是否归档： ☐是 ☐否
4. 其他＿＿＿＿＿＿＿＿＿＿＿＿＿＿＿＿＿＿＿＿

二、信息中心设备验收单

设备名称：＿＿＿＿＿＿＿＿＿＿ 品牌型号：＿＿＿＿＿＿＿＿＿＿＿

设备数量：＿＿＿＿＿＿＿＿＿ 使用科室：＿＿＿＿＿＿＿＿＿＿＿

供应商：＿＿＿＿＿＿＿＿ 工程师：＿＿＿＿＿＿ 电话：＿＿＿＿＿＿＿

（一）到货清点报告（数量、序列号）： ＿＿＿＿年＿＿＿＿月＿＿＿＿日

型号：		数量：	
序列号			
安装工程师：	信息科工程师：	信息科负责人：	
使用科室：			

（二）设备安装验收报告 ＿＿＿＿＿年＿＿＿月＿＿＿日

保修：保修时间＿＿＿＿＿年,自最终验收之日开始

安装工程师：	信息科工程师：	信息科负责人：

使用科室：

三、其他

1. 设备外包装是否完好：　　　　□是　　□否
2. 设备工作环境是否合格：　　　　□是　　□否
3. 设备是否完成质量检测：　　　　□是　　□否
4. 设备是否完成使用培训：　　　　□是　　□否
5. 使用说明书、维修手册是否归档：□是　　□否
6. 设备操作流程是否归档：　　　　□是　　□否
7. 其他＿＿＿＿＿＿＿＿＿＿＿＿＿＿＿＿＿

附录18　项目验收意见

××年××月××日，××单位组织专家在××会议室对××项目进行验收。专家听取了项目建设单位对项目情况的介绍、项目承建单位对项目实施情况的汇报，审阅了相关资料，经质询、讨论后，形成如下意见。

(1)提交的验收资料规范、齐全，符合验收条件；

(2)项目已按照招标文件、合同的要求，完成各项建设内容；

(3)建设完成的各软硬件系统试运行稳定，符合实际使用需要。

专家组同意该项目通过验收。

专家组成员：

年　　月　　日

附录 19　项目巡检运维报告

检查人		检查时间	
检查内容	检查方法		

××项目服务器系统

设备名称：		设备 IP 地址：	
通过 Windows 操作系统"任务管理器"，检查系统 CPU 利用率	检测三次，每次 5 分钟，记录大约平均利用率		
通过 Windows 操作系统"任务管理器"，检查系统内存利用率	检测三次，每次 5 分钟，记录大约平均利用率		
检查系统盘和数据盘的空间占用	硬盘共分哪几个分区？		
	每个分区空间大小，分别使用多少？		
操作系统启动和运行状况检查	加电启动	□正常□不正常	
数据库启动和运行情况	应用启动测试	□正常□不正常	
应用程序启动和运行情况	应用使用测试	□正常□不正常	
服务器启动服务状况	系统及相关应用服务	□正常□不正常	

异常问题记录（上面检查发现的问题或在各检查项外发现的问题请在此具体描述）

附录 20　软件类和硬件集成类项目文档汇总单

附表 20-1　项目文档汇总(软件)

公司名称		公司负责人		联系方式	
序号	文档类别	文档内容	有无科室签字		备注
1	综合文档	正式合同			
		招标文件			
		投标文件			
		建设方案			
		项目总结报告			
		设备及软件交付清单			含设备序列号清单、软件授权码等
		会议记录及培训文档			
2	技术文档（软件类）	项目计划书			
		项目实施方案			可与项目计划书合并
		需求分析报告			
		系统概要设计			
		系统详细设计			
		测试报告			
		试运行报告			
		用户使用报告			
3	实施过程文档	实施台账			
		实施进度报表			
		实施总结报告			
		监理文档（若有）			

序号	文档类别	文档内容	有无科室签字	备注
4	用户使用手册	软硬件配置清单		含安装程序、服务器IP等
		用户操作手册		
		程序维护手册		
		安装实施配置手册		
5	其他	数据库表结构说明手册		含账号密码等
		接口文档,含详细系统拓扑图及接口信息		包括:(1)访问的其他服务器地址和端口列表,要有对应的接口文档;(2)对外提供服务的地址和端口列表,要有对应的接口文档
		软件验收单		
6	付款要求文档	正式发票		需信息中心工程师和负责人签字
		正式合同(含中标通知书)		
		党委会会议决议执行通知单		
		验收意见(含专家签到表)		
		软件验收单		
其他说明	标红文档需要使用科室签字,签字版完整文档扫描后与纸质版一起交给信息中心存档;所有验收文档均需上交电子版进行归档			
项目经理		信息中心工程师		信息中心负责人

日期:

附表 20-2　项目文档汇总（硬件集成）

公司名称		公司负责人		联系方式	
序号	文档类别	文档内容	有无科室签字		备注
1	综合文档	正式合同			
		招标文件			
		投标文件			
		建设方案			
		项目总结报告			
		设备及软件交付清单			含设备序列号清单、软件授权码等
		会议记录及培训文档			
2	技术文档（硬件集成类）	项目计划书			
		项目集成方案			可与项目计划书合并
		拓扑图及接口信息			
		设备或系统签收记录			
		设备安装、集成、调试记录			
		各类系统软件、硬件、材料的到货验收清单			
		用户使用报告			
3	实施过程文档	实施台账			
		实施进度报表			
		实施总结报告			
		监理文档（若有）			

续表

序号	文档类别	文档内容	有无科室签字	备注
4	用户使用手册	软硬件配置清单		含程序安装包、服务器IP等
		用户操作手册		
		程序维护手册		
		安装实施配置手册		
5	其他	数据库表结构说明手册		含账号密码等
		接口文档,含详细系统拓扑图及接口信息		包括:(1)访问的其他服务器地址和端口列表,要有对应的接口文档;(2)对外提供服务的地址和端口列表,要有对应的接口文档
		硬件验收单		
6	付款要求文档	正式发票		需信息中心工程师和负责人签字
		合同(含中标通知书)		
		党委会会议决议执行通知单		
		验收意见(含专家签到表)		
		硬件验收单		
其他说明	标红文档需要使用科室签字,签字版完整文档扫描后与纸质版一起交给信息中心存档;所有验收文档均需上交电子版进行归档			
项目经理		信息中心工程师		信息中心负责人

日期:

参考文献

［1］约翰·P.科特.领导变革［M］.北京:机械工业出版社,2021.

［2］华为公司数据管理部.华为数据之道［M］.北京:机械工业出版社,2020.

［3］华为企业架构与变革管理部.华为数字化转型之道［M］.北京:机械工业出版社,2022.

［4］任连仲,陈一君,郭旭,等.HIS内核设计之道——医院信息系统规划设计系统思维［M］.北京:电子工业出版社,2021.

［5］HIT专家网［EB/OL］.https://www.hit180.com/.

［6］人人都是产品经理［EB/OL］.https://ww.woshipm.com/.